中医药文化与生活丛书

张立祥　王振国　主　审
宋咏梅　刘更生　总主编

本草延年

中药与健康

王加锋　赵翔凤
孙荣娟　辛　丹
编著

山东科学技术出版社
·济南·

图书在版编目（CIP）数据

本草延年 ：中药与健康 / 王加锋等编著. -- 济南 ：山东科学技术出版社，2025. 3. --（中医药文化与生活丛书 / 宋咏梅，刘更生总主编）. -- ISBN 978-7-5723-2377-5

Ⅰ. R2-05

中国国家版本馆 CIP 数据核字第 2024HC9200 号

本草延年
——中药与健康

BENCAO YAN NIAN

——ZHONGYAO YU JIANKANG

责任编辑：冯　悦　杨甲丽

装帧设计：孙　佳

主管单位：山东出版传媒股份有限公司

出 版 者：山东科学技术出版社

地址：济南市市中区舜耕路 517 号

邮编：250003　电话：（0531）82098088

网址：www.lkj.com.cn

电子邮件：sdkj@sdcbcm.com

发 行 者：山东科学技术出版社

地址：济南市市中区舜耕路 517 号

邮编：250003　电话：（0531）82098067

印 刷 者：山东联志智能印刷有限公司

地址：山东省济南市历城区郭店街道相公庄村文化产业园 2 号厂房

邮编：250100　电话：（0531）88812798

规格：32 开（130 mm × 210 mm）

印张：6　　**字数：**102 千

版次：2025 年 3 月第 1 版　**印次：**2025 年 3 月第 1 次印刷

定价：40.00 元

传承弘扬中医药文化
倡树美德健康新生活

丛书前言

PREFACE

中医学是中华民族的伟大创造，是中华民族生命智慧的结晶，是中华民族带给全人类的珍贵文化财富。

中医药文化历史悠久，起源于远古先民的生产生活实践，贯穿了中华文明全过程，书写了中华文明独特的历史篇章。回顾中医药文化的前世今生，不仅能够了解中医药文化的价值追求、基本理念、理论基础，还能够感受中华民族宽广深厚的人文情怀，了解中医药与中华优秀传统文化一脉相承的整体性。

中医药植根于中华文化沃土，汲取了儒释道等传统文化的思想精髓，确立了“医乃仁术”的价值取向，建立了以“脏腑经络”为核心的理论体系。中医药理论是中医学对人与自然、健康与疾病等生命现象及其调控规律与法则的理性认识，是中华民族独特自然观、生命观、疾病观和方法论的集中体现。

中医药文化还蕴含着做人做事的丰富哲理，无论是“大医精诚”的医德观念，道法自然、取象比类的思维方式，执两用中、阴阳和合的基本法则，还是天人合一、形神一体的系统观念，都体现了中华民族在长期生活中积累的世界观、社会观、人生观。弘扬中医药文化能够让人们在潜移默化中感受中华文明的哲学智慧和人文精神，有利于更好涵养群众道德品行，培育时代新风新貌，汇聚向上向善力量。

中医学来源于鲜活的日常生活，从古到今，中医学的理论与方法渗透在百姓日常生活的方方面面，交织在衣食住行的各个环节之中。食饮有节、起居有常、动静相宜、精神内守等养生理念在守护广大群众身心健康中发挥了重要作用。祖祖辈辈的中国人，大多都具备一些常见病证的简易处置方法相关知识，随时取用，方便易行，对维护生命健康发挥了很大作用。如今中医学虽然是专门之学，但人人应学应会，人人能学能用。随着生活水平的提高，人民群众越来越关注中医药文化。因此，大力弘扬中医药文化，传播推广科学、健康的生活理念，有利于满足群众日益增长的中医药文化需求，培养美德健康的生活方式。

党的十八大以来，党和国家十分重视中医药文化传承与传播工作。《中共中央国务院关于促进中医药传承创新发展的意见》明确指出，传承发展中医药文化是弘扬中华优秀传统文化、推动中医药传承创新发展的实践需要。《“十四五”中医药发展规划》提出要实施中医药文化传播行动，要对中医药文化内涵理念进行时代化、大众化、创新性的阐释，必须将其融入人们的日常生活，提高居民健康素养水平，普及中医药文化及养生保健知识，让中医药文化绽放时代光芒。

山东省是孔孟之乡，是中华优秀传统文化的重要发祥地，有着深厚的中医药文化底蕴，理应在传承弘扬中医药文化上走在前、挑大梁。为此，山东中医药大学在山东省委宣传部和山东省卫生健康委员会（山东省中医药管理局）的指导下，组织专家团队编写了“中医药文化与生活丛书”，旨在为读者提供一套贴近日常生活，富有时代特色，“读得懂，用得上”的中医药文化读本。

本丛书编写坚持以日常生活为中心，推动中医药知识传播普及、养生智慧和健康理念融入群众生活，让更多的人懂中医、信中医、用中医。本丛书共分为7个专题，每一专题单独成册，包括：

《岐黄春秋——中国医史揽胜》

《生生之道——中医理论概要》

《本草延年——中药与健康》

《谨和五味——饮食与健康》

《明堂知要——穴位与健康》

《动静相宜——导引与健康》

《精神内守——情志与健康》

我们希望从不同主题叙述传播中医药文化的基本知识，结合日常生活，讲述大众比较关心的中医药相关知识，全面立体地展现中医药文化的魅力与价值。在编写过程中，力求突出中医药的文化内涵、方法的简便实用、文字的通俗易懂。

为适应读者阅读需求，打破教科书章节子目的编排方式，每章之下设置专题，分类叙述相关知识。文字表述尽量避免生僻难懂的专业术语，以叙述性文字为主，非必要不引用古籍原文，做到通俗、易懂、生动；适当配备相关插图，努力做到图文相辅。希望本丛书能够为读者了解中医药文化、增进健康、幸福生活贡献一份力量。

新时代新征程，我们将深入学习贯彻习近平文化思想，贯彻落实习近平总书记关于中医药工作的重要论述，深入挖掘齐鲁中医药文化资源，传承精华、守正创新，不断推动中医药文化创造性转化、创新性发展，让中医药更好造福人民。

编写组

2024 年 12 月

前言

中医药是中华民族几千年劳动、生活实践经验的归纳与总结，来源于生活，服务于健康。万物在阴阳之中互依互存，大自然微妙的相生相克现象令人叹为观止，尤其是与生活息息相关、随手可及的中草药，更是嫁接人类与大自然的桥梁，“三步之内必有解药”即是此理。

“圣人用心若镜，不将不迎，应而不藏，故能胜物而不伤。”古圣先贤认真思考生活，凝练思想，升华为医理、药理，进一步反哺生活。一般花、叶、皮、枝等质轻的药物大多升浮，如紫苏叶、大青叶、菊花等；而种子、果实、矿物、贝壳及质重者大多沉降，如紫苏子、板蓝根、牡蛎等。来源于同一植物紫苏的紫苏叶、紫苏子，不同药用部位，功效之别显而易见。紫苏叶具有发散风寒、行气宽中之效，临床多用于治疗风寒感冒、脾胃气滞、胸闷呕吐等病症，“散寒气、清肺气、宽中气”，偏散、偏行；紫苏子降气化痰、止咳平喘、润肠通便，偏润、偏降。菘蓝之叶大青叶和其根板蓝根功效之别也是有目共睹，二者虽均具清热解毒、凉血之功用，用治温毒、热毒、火毒、丹毒等病症；但大青叶偏散而侧重化斑，板蓝根偏降而侧重利咽。

本书梳理一些身边的药理，阐释一些常用的中药，讲解一些简单的故事，系统性介绍中医药文化，以通俗易懂的方式展示了中药学的核心理念与实际应用，旨在让读者了解中药的起源、特点，以及它在健康养生中的独特价值，以期丰富老百姓的生活、服务老百姓的健康、拓展中医药的应用。鉴于编者的知识视野和对中医药理解的局限，希望读者在阅读过程中提出问题，共同提升。

书中部分本草绘图由山东中医药大学刘明教授提供，在此表示感谢。

编著者

2024 年 10 月

CONTENTS

目录

天覆地载，道法自然 / 01

州土修合，道地使然 02

法则天地，道理泰然 03

水火宜忌，道本必然 04

药之为用，补虚益损 05

01

天覆地载，道法自然

草之为药，始于神农

关于中药的起源，《淮南子》有“神农尝本草”的记载，古今文献多引用此说，表达“药食同源”的观点。实际上，神农“尝百草之滋味，水泉之甘苦，令民知所避就”“一日而遇七十毒”，客观上反映了我国劳动人民发现药物、积累经验的艰苦实践过程，也是药物起源于生产劳动的真实写照，“神农”是众多劳动人民的缩影。

在食不果腹的远古时代，先民们偶然发现了某些食物有缓解病痛的效果，这一发现反复被证实，并得以快速传播。当身体再次出现病痛困扰时，在经验的引导下，人们必然主动选择食用某种或几种特定的食物，此时食品就具备了药物的属性。随着药物的不断发现，人们不仅通过口尝、眼观等不同方式，知道了药物生长环境、性状、颜色、气味的特点，而且还在此基础上发现了上述特点与功效主治之间的相关性，如“中空草木可治风，叶枝相对治见红，叶边有刺皆消肿，叶中有浆拔毒功”。从药物外在表象，借助丰富的知识与经验，推测其内在“藏”，这与生活中根据“望”西瓜外在纹路和颜色，结合“闻”其叩触声音，司外揣内推断西瓜“生熟”的道理相同。

这种由外及里、司外揣内的类比思维，对中药的发现及理论建构产生了极大的推动作用。人们面对未知的植物、动物，可根据已有的对其他中药的认识来推测其功效，有了推测结果再通过实践去检验是否确有此效，无效的自然被弃用，有效的则被记录下来，依托这种认知模式，中药的数量、作用范围、药性理论得以快速发展，并逐步以书籍的形式固定、流传下来，指导实践生活、反哺临床诊疗。

成书于东汉时期的《神农本草经》是我国第一部本草学专著，也是中医传统四大经典之一，非一人一时之作，是对汉代之前中药知识的第一次全面而系统的整理。全书收录了 365 种药物，正好与一年 365 天相合，有学者认为这并非巧合，而是作者有意为之。事实上，当时掌握的药物数量已经远超此数，但由于受到术数思想的影响，所以从中选取了 365 种药物，“法三百六十五度，一度应一日，

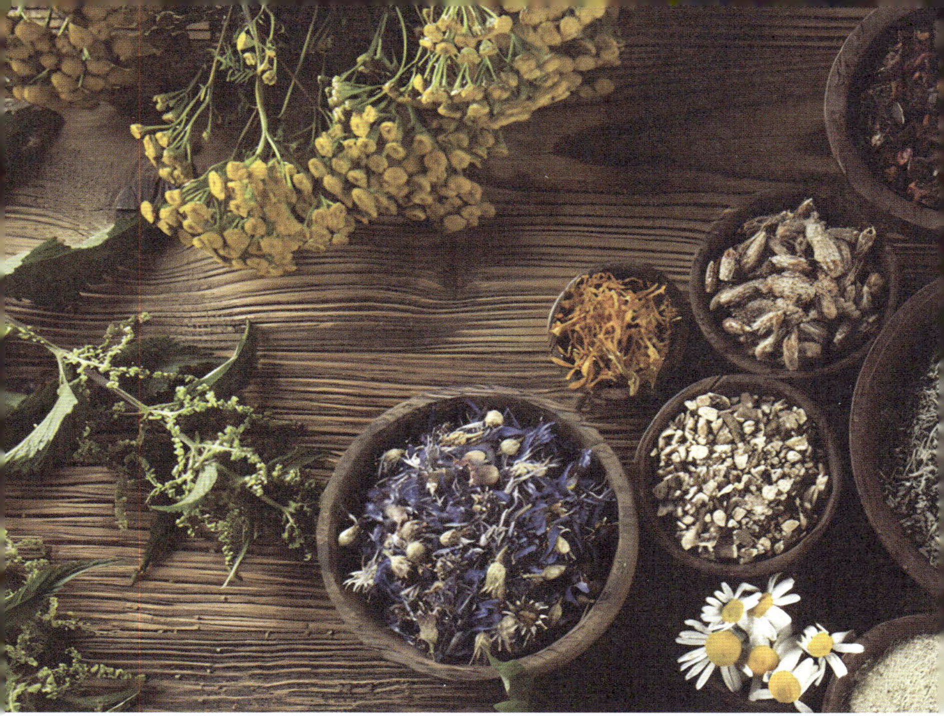

以成一岁”。全书分三卷，以三品分类法，分上、中、下三品，分类的依据主要是药物的性能功效。上品药一百二十种为君，主养命以应天，无毒，久服不伤人，如人参、甘草、地黄、大枣等；中品药一百二十种为臣，主养性以应人，无毒或有毒，如百合、丹参、葛根、桔梗等；下品药一百二十五种为佐使，主治病以应地，多毒，不可久服，如大黄、乌头、甘遂、巴豆等。

作为中国第一部本草学专著，编撰体例及理论认识被后世沿用，影响极为深远。此后，不同历史

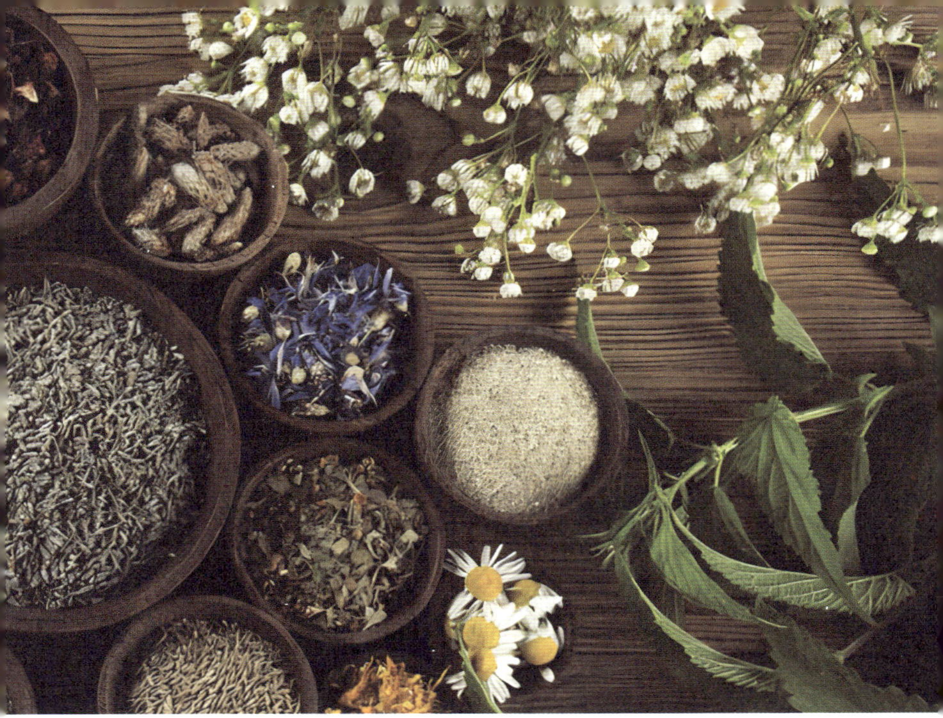

时期几乎均有不止一部的本草著作问世，如《本草经集注》《新修本草》《证类本草》《本草纲目》等，都源于《神农本草经》。《神农本草经》不仅有关于药物的认识，而且还针对药物的配伍使用，提出了“七情和合”的原则，以及“君臣佐使”的组方理论，并在几千年的用药实践中发挥了巨大的作用。如书中记载桑叶治疗出汗，此后医家结合中医药理论，符合霜桑叶秋“收”之收敛之性，多用其治疗出汗、出血之病症，现代药理研究也证实了霜桑叶的止汗、止血作用。后世本草著作莫不以《神农本草经》为宗，其对中药学的发展产生了极为深远的影响，对维护中华民族的繁衍昌盛作出了重要贡献。

中药主要来源于天然药及其加工品，包括植物药、动物药、矿物药及部分化学、生物制品类药物，其中以植物药居多，故有“诸药以草为本”“本草”等说法。中药是指在中医理论指导下应用的药物。因此，中医中药是密不可分的。没有了中医理论的指导，中药只是天然药物，其应有的科学内涵就无法表征，当然也就失去了独特的优势与文化韵味。

天地化育，本立道生

我国幅员辽阔，富有多种自然地理条件，水土、光照、气候、生物分布等生态环境各有不同，因此中药材的生产就具有一定的地域性。中药来源于自然界，植物药占大部分，目前我国中药资源中植物药和动物药占总数的 99% 以上。北魏贾思勰在《齐民要术》中记载山东的大蒜种到山西就小如橘核，山东的谷子种在山西就只长茎叶而不开花结实。说明外在环境的变化会引起生物特性的变化，进而影响其功效作用的发挥。

“天有阴阳，风寒暑湿”“盖物之生，各得天地一偏之气”，外在环境的变化影响药物的生长化收藏，从而导致药物性能上的差异。中药生长于大自然中，秉承了环境各要素对其产生的作用，通过不断克服或吸收生长环境中的某种偏性，禀受天地之气而具有寒热温凉四气、酸苦甘辛咸五味，进而具有特殊的功效性能。中医学讲究“天人相应”，天地万物形神相通，古人往往是“取象比类”，先从药物外形、质地、气味、颜色、习性、生长环境等自然特性的观察体验，从物象中寻求医药防治疾病的道理，推测该药物可能具有某种治疗作用，在药物认知的基础上，然后再用于人体进一步验证。

《本草问答》提到中药“秉阳之气而生者，其性阳；禀阴之气而生者，其性阴”。阳生植物一般分布于旷野、向阳坡地等光照充足的环境条件，如果光照不足，会出现产量低下、易发生病虫害、易倒伏等现象，如瓜蒌、丝瓜、麻黄、甘草等；阴生植物大多分布于林中、阴坡等地，如黄连、三七、细辛、天南星等；中间型植物既能在向阳山地生长，也可在较阴地的环境下生长，如佛手、桔梗、侧柏、党参等。人参、五味子等耐寒力强，一般能耐 -2~-1℃的低温，短期内可忍耐 -10~-5℃低温，这些药物在生长过程中需要克服严寒，因此常具有祛风散寒、滋补强壮、补气温阳等作用。泽泻、浮萍、海藻生长在水湿之地，该类药物不被水湿所腐烂，多有利水之功。附子冬至移苗，夏至收成，盖因冬至是一阳生，冬至到夏至这个时间段阳气渐长，阴气渐消，所以附子的温热不是凭空来的，与天道的运行有必然的关系。夏季的荷叶、扁豆花有祛暑的作用。通过对麻黄产地“冬不积雪”之特性的观察，推测出麻黄性热，可以发汗解表。李时珍提道：“蝉乃土木余气所化，饮风吸露，其气清虚。故其主疗，皆一切风热之证。”根据蝉的生活习性，医家推断出蝉具有清热的功效，并根据蝉“昼鸣夜息”的特点来治疗小儿夜啼。

环境因素对中药的功效有很大的影响。医家通过对药物的生长环境与内在规律的总结，并经过临床实践的反复验证，从而对中药学的发展产生推动作用。因此，在药材的培育、加工以及疾病治疗时，医者要做到三因制宜，才能使中医中药发挥最佳的治疗效果。

药食同源，食之所偏

“药食同源”是说中药与食物之间并无绝对的分界线，许多食物即药物，如人参、枸杞子、大枣、五味子、地黄、茯苓、生姜、当归、莲子、核桃、蜂蜜等，都是具有药性的食物，常作为配制药膳的原料。

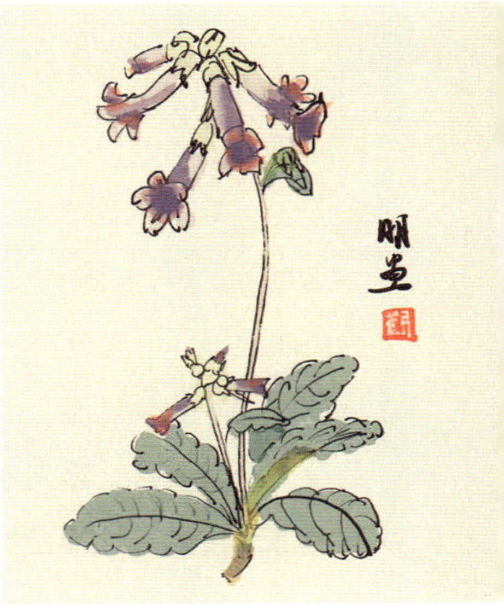

古代医学家将中药“四性”“五味”理论运用到食物之中，认为每种食物也具有“四性”“五味”。中药多属天然药物，包括植物、动物和矿物，而可供人类饮食的食物同样来源于自然界的动物、植物及部分矿物质，可以

说中药和食物的来源是相似的。它们既有治病的作用，也能当作饮食之用，叫作药食两用之品。

我国药食同源的思想历史悠久，古代传说认为，神农氏是我国从狩猎文明向农耕文明转化的主要推动者，神农氏的两大发明一是医药，另一个是耕稼。医药教会人们治病疗疾，而耕稼教会人们“察酸苦之味”“食五谷种庄稼”。周朝王室的医疗机构中就设有“食医”这一职位，主要掌握调配周天子的“六食”“六饮”“六膳”“百酱”的滋味、温凉和分量，其从事的工作内容与现代营养医师的工作极为相似。“凡欲诊病，必问饮食居处”“药以袪之、食以随之”“空腹食用为食物，患者食用为药物”，均反映了“药食同源”的思想。随着经验的积累，药食才开始分化；在使用火后，人们开始食熟食，烹调加工技术才逐渐发展起来。在食与药开始分化的同时，食疗与药疗也逐渐区分。唐代药王孙思邈对药食已经有非常精辟的认识，在《备急千金要方》“食治”卷将药用食物分为果实、菜蔬、谷米、鸟兽四大类，并提出但凡治病，应该先以食疗为主；若食疗不愈，再用药物治疗。宋代出现了粥、羹饼、茶等剂型，且设“食治门”。明清时期中医食疗药膳学进一步发展，对药膳的烹饪调制也达到了极高的水平。明代李时珍收录药物中有 300 多种为谷、菜、果类，并且专门列出饮食禁忌、服药与饮食的禁忌等。自汉初到明末，中国药膳不断发展完善，相关的著作已有 300 多部，有的还传播到其他国家。新中国成立后，从事中医药教学的专家学者编撰了许多药膳、食疗类专著，比如《食物中药与便方》《中国药膳学》《中国食疗学》《食补与食疗》等。将药物与食物相结合，改善药味，增强药性，从“良药苦口”变为“良药可口”，把药膳变成了增强中药效能的美味佳肴，在我国人民保健活动中起到了不可替代的作用。新中国成立 70 多年来，中国人实现从“吃得饱”到“吃得好”再到“吃得有营养更健康”的历史性转变，饮食观念的变化反映了社会环境的变化，直接影响着个人和社会的发展，药食同源也逐步得到规范化发展。从 2002 年开始，卫生部（现国家卫生健康委员会）相继颁布“既是食品又是药品的物品名单”，至今已有上百种药物。在中医理论中，药与食没有严格界限，二者配合起来养生治病，是中医治疗的显著特色。

取之不同，各显神通

中医学有个说法“本是同根生，药效各不同”，《本草问答》说：“药有用根、用苗、用首、用尾、用节、用芽、用刺、用皮、用心、用汁、用筋、用瓤，其用不同……只取药力专注，处以与病相得而已。”总体而言，来源于同一植物的药物，不同部位在功效与应用范围方面存在差异，作用力度也有所不同，有的作用甚至完全相反。随着中药在临床的广泛运用，历代医家对中药及其不同入药部位的功用也有了深入的认识和概括。

《本草备药》《本草辑要》等中医药典籍多有“凡药根之在土中者，半身以上则上升，半身以下则下降”“药之为枝者达四肢，为皮者达皮肤，为心、为干者内行脏腑。质之轻者上入心肺，重者下入肝肾。中空者发表，内实者攻里。枯燥者入气分，润泽者入血分。此上下内外，各以其类相从也”等论述，多阐释用药部位不同，性味、功效、主治各有特点。

当归为伞形科植物当归的根，补血活血、调经止痛，用于血虚、瘀血、眩晕、心悸及痛经等妇科诸证，为“血中圣药”、补血之佳品，享有“十方九归”之美誉。在临床具体诊疗过程中，中医还将其细分为全当归（完整根）、当归头（根头膨大部分）、当归身（主根）、当归尾（须根）。《珍珠囊药性赋》提到：“当归，头止血而上行；身养血而中守；梢破血而下流；全活血而不走。”当归头秉上行之性，能止上血；归身主中守之长，能补血养血；当归尾偏于活血通络；全当归集头、身、尾于一体，既可补血润肠通便，又能活血调经止痛。《医学启源》记录的当归拈痛汤含有当归身和人参，可发挥益气养血之效；《傅青主女科》用当归尾配

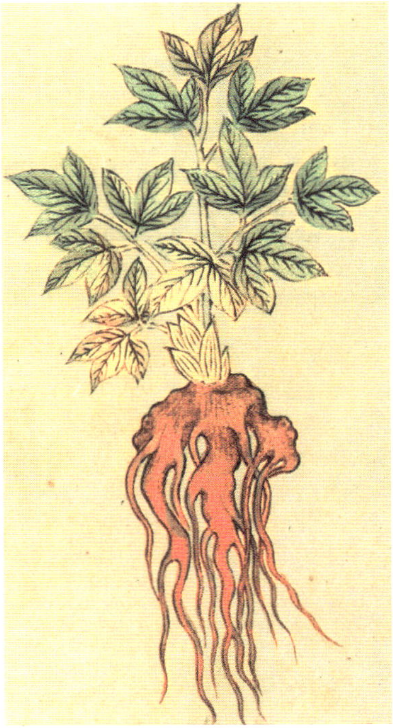

伍大黄、桃仁、牡丹皮等活血化瘀药来祛除瘀血，生成新血。

茯苓药性缓和，补而不峻，利而不猛，既能扶正又能祛邪，为药食两用的菌类药。根据药用部位的不同，可将茯苓分为赤茯苓、白茯苓、茯苓皮、茯神、茯神木。赤茯苓为除去茯苓皮后，再切下周边或内部淡红色的部分，一般用来渗利湿热。白茯苓也称作“茯苓”“云茯苓”“云苓”“茯苓块”，为茯苓将赤茯苓去除，切成小方块后的白色部分，也就是我们通常去药店或药材市场买到的茯苓，功效渗湿健脾，对于小便不利、痰饮、水肿及脾虚泄泻等有效。茯苓皮为削下的茯苓外皮，依据传统中医药理论及茯苓的传统加工而成，有利水消肿之效，常用于水肿尿少、水湿停滞症。茯神为茯苓菌核中间带有松根的部分，一般用于治疗脾虚兼有失眠的症状。茯神木为去掉茯苓肉的松木，具有平肝安神功效，用于惊悸健忘、中风语謇、拘挛转筋。

其他药物尚有同一部位因成熟程度不同而功效出现差异者，如枳实与枳壳、陈皮和青皮等，作用各有不同。因此，无论是临床治病，还是生活中应用，只有全方位地认识、了解中药的多样性和可变性，才能更好地运用中药。

法则天地，象似日月

“天有四时，春秋冬夏。”中医有“春生、夏长、秋收、冬藏”理论，即“春应肝而养生，夏应心而养长，长夏应脾而变化，秋应肺而养收，冬应肾而养藏”。一年 365 天，万物萌芽、生长、贮藏、休息，春夏秋冬，四季更替，正因为有了这样顺应四时的律动，中草药才会有播种、生长、收获的节律，进而拥有不同的药性。

春月宜用辛之药，薄荷、荆芥之类，以顺春生之气。肝应春，其性主生发上升。若春时肝生发不及，则应促其生发之性以求天人相应而和，可用辛味的药物予以调理。薄荷，味辛性凉，辛香凉散，疏泄清利，既可在上疏散风热而清利头目，又可利咽透疹，疏肝行气。荆芥，在上可清头目诸风，止头痛，消肿，除诸毒，发散疮痈；不论风寒、风热或寒热不明显者，均可广泛使用。如果肝气有余或肝阳上亢，或春天生发太过，此时再服用辛温之药则好比抱薪救火，应当逆之泻之，故当“以酸泻之，以凉泻之”。

夏月阳气旺盛，如果此时阳气不足，容易生寒，宜用辛热之药，香薷、生姜之类，以顺夏浮之气。临床上现多采用冬病夏治之法，如果因阳虚内寒而出现咳喘、泄泻之病，遇冬遇寒则犯，可在夏季阳气充盛时以辛热药或温灸等治疗方法补阳气，三伏天用中药穴位贴敷治疗疗效显著。三伏是初伏、中伏、末伏的合称，是一年中天气最炎热的时候，也是阳气最旺之时，根据具体的病证选用不同的穴位，分别于三伏天各敷一次。病史较长或病情较为顽固者可适当增加贴敷次数，以鼓舞正气，增加抗病能力，从而达到防治疾病的目的。三伏贴适用于阳虚、气虚体质类型的人，以及上述虚寒性的病证。如果是阴虚火旺或者热象明显的病证，应当避免使用该法。反之，如果心阳升浮太过则为心气有余，出现邪热炽盛之证，治疗应当清热泻火。

秋气通于肺，中医认为肺是降的，若肺气不降，则会导致肺热叶焦胸中胀满之证。值得注意的是，

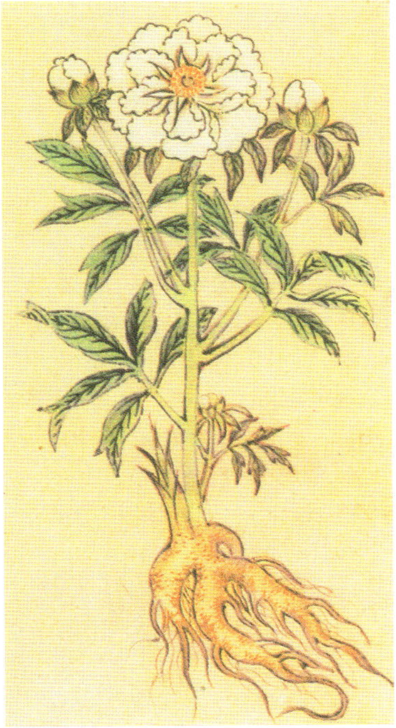

若肺降太过，也可为病。一般认为秋月宜加酸味之药以顺秋降之气。芍药苦酸，养血、敛阴、止汗，收摄耗散之气。乌梅味酸，上能敛肺止咳，下能涩肠止泻，并能收敛止血；又因酸味重，还可以安蛔、生津。秋季燥邪偏胜，容易伤及肺阴，要多吃些滋阴润肺的药物，如玉竹、沙参等。玉竹不仅仅能够滋补肺阴，还能够生津止渴；沙参有养阴润肺、益胃生津的功效，适用于阴虚肺燥或热伤肺阴所致的干咳少痰、咽喉干燥等症。

冬主闭藏，在脏应肾。若冬时肾闭藏不及，“宜加苦寒之药，黄芩、知母之类，以顺冬沉之气”。黄芩味苦性寒，具有清热燥湿、泻火解毒、止血、安胎的功效，可治疗泻痢、疮痈肿毒等。知母味苦性寒，能治烦热消渴，骨蒸劳热，肺热咳嗽，大便燥结，小便不利。中医讲冬季宜“滋补”，可用山药滋补脾肾，还可以养阴生津，药性平和，滋而不腻。《伤寒杂病论》中当归生姜羊肉汤，可养血、散寒、补虚，是很适合冬季经常食用的食疗方。

“春夏补阳、秋冬补阴”，疾病的治疗与用药需要因人、因时、因地制宜，灵活化裁、辨证运用，方能达到防病治病、健康长寿的目的。

气味厚薄，各有所归

中医对中药的认识，多从“气”“味”两个方面展开。“气”指药物具有寒、热、温、凉四种不同的药性，又称四性；“味”原指药物具有酸、苦、甘、辛、咸五种不同的味道，又称为五味。

四气五味理论最早载于《神农本草经》：“药有酸咸甘苦辛五味，又有寒热温凉四气。”寒凉和温热是两种对立的药性，而寒与凉、热与温之间只是程度的不同，寒为凉之甚，热为温之极。后世发展过程中，又在寒、热、温、凉之外，补充了“平”

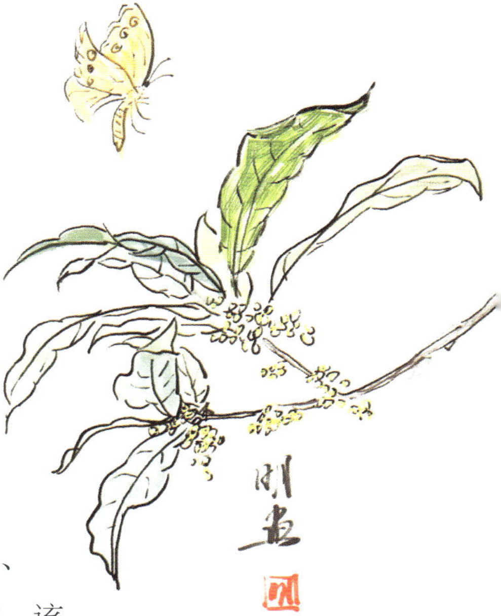

性，即药性平和，介于寒热两性之间，寒热又有大热、热、温，大寒、寒、凉的程度差别。

感受风寒、怕冷发热、鼻流清涕、小便清长、舌淡苔白，这属于寒证。该用桂枝、生姜、荆芥、防风等温热的药物煎汤饮服。若出现疮痈肿毒、局部红肿、疼痛、发热、小便发黄、舌苔发黄，这属于热证。这时该用黄芩、连翘、板蓝根、夏枯草、栀子等寒凉药来治疗。所以一般温热药多具温中、散寒、补火、助阳等作用，主治各种寒证。寒凉药多具清热、凉血、解毒、泻火、滋阴等作用，主治各种热证。现代有关研究发现，寒凉药大多具有解热、抗病毒、抗菌、消炎、提高机体免疫力及抗惊厥、镇静、镇咳、降压、利尿、抗癌等作用；温热药多具驱寒、镇痛、止呃、止呕，强心、升压，兴奋中枢，改善心肌供血，促进细胞蛋白质的合成与代谢，提高机体适应能力等作用。

人们最初通过口尝辨别中药的“味”，随着长期的临床实践观察，发现不同味道会产生不同的反应，有不同的治疗效果，这就把中药的五味从“味道”的层次扩大了，建立在了中药的功效之上。辛散、酸收、甘缓、苦坚、咸软，这是关于五味所代表的药物治疗作用最早的凝练与概括。随着后世医家不断补充和发展，药物治疗作用与主治日渐完善。酸味药有“收敛固涩”的作用，能够生津开胃、收敛止汗，而一般有酸味的药也常用于治疗虚汗、泄泻等，有些酸味药物能改善肝功能，帮助解酒，促进胆汁和胰脏消化液分泌。甘味药“能补，能和，能缓”，也就是说它们有补益、和中、缓急止痛的效果，常用于治疗虚证、肝脾不适、脾胃不和等。苦味有“泻、燥、坚”的效果，能泻下、燥湿和坚阴，常用于治疗热结便秘、湿热病、气逆咳嗽等，能够起到宣泄火气、除烦降火的效果。辛能发散、行气、活血，对外感表证、气滞、瘀血阻滞等病症有很好的治疗作用。“能下能软”是咸味药的特点，具有润下通便、软坚散结的作用。常见酸味中药有山茱萸、覆盆子等，甘味药有党参、大枣等，苦味药有黄连、栀子等，辛味药有麻黄、生姜等，咸味中药有昆布、牡蛎等。

“物有味必有气，有气斯有性。”每种药物均

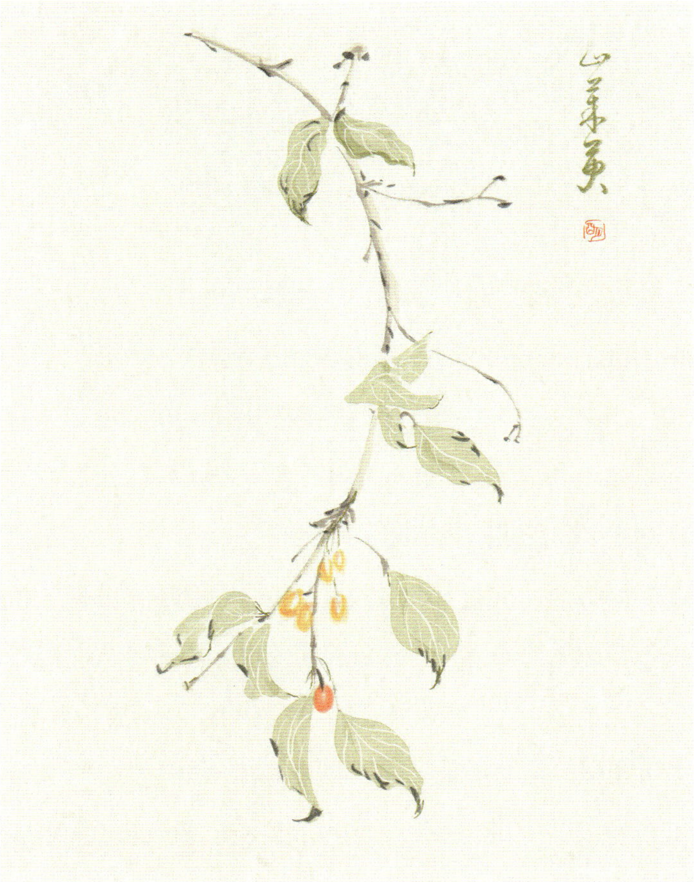

同时具有性和味，药物的气味所表示的药物作用以及气味配合的规律是比较复杂的，必须把四气和五味结合起来，才能准确地辨别药物的作用。一般来讲，气味相同，作用相近，同一类药物大都如此，如辛温的药物多具有发散风寒的作用，甘温的药物多具有补气助阳的作用。

清升浊降，药亦浮沉

“升降浮沉”理论来自中国古代哲学思想，“升降出入，无器不有”概括描述了物质世界的运动和变化趋势。中医学认为脏腑气机的升降出入是人体正常生命活动的基础。当脏腑气机的功能受到六淫、七情、饮食、劳倦等因素影响时，升降出入就会发生障碍，即气机升降出入失调，从而影响脏腑气血的正常运行，致使机体处于疾病状态。中医以“气的升降出入”论述人体的生命过程以及脏腑气机的生理特点和病理现象，并提出了“非出入，则无以生长壮老已；非升降，则无以生长化收藏”的观点，即“升降出入是任何事物都具有的内在规律，是生命活动的体现”。

升降浮沉是药物对人体作用的不同趋向性。升，即上升提举，趋向于上；降，即下达降逆，趋向于下；浮，即向外发散，趋向于外；沉，即向内收敛，趋向于内。升降浮沉就是指药物对机体有向上、向下、向外、向内四种不同作用趋向。它与疾病所表现的趋向性是相对而言的。其中，升与降、浮与沉是相对而言的。升与浮，沉与降，既有区别，又有联系，难以截然分开，在实际应用中，升与浮、沉与降又常相提并论。由于疾病在病势上常常表现出向上（如呃逆、呕吐、咳嗽、喘息）、向下（如脱肛、腹泻、遗尿、崩漏）、向外（如自汗、盗汗）、向内（表证未解而入里），在病位上则有在表（如外感表证）、在里（如里热炽盛）、在上（如目赤肿痛）、在下（如淋证）等的不同，因而能够针对病情，改善或消除这些病证的药物，相对来说也就分别具有升降浮沉的作用趋向。一般来说病变部位在上在表、病势下陷者宜用升浮药，升浮药能上行向外，有升阳举陷、发表透疹、托毒排脓、开窍、涌吐、散寒等作用；病变部位在下在里、病势上逆者宜用沉降药，沉降药能下行向里，有清热降火、泻下通便、利水消肿、消积导滞、重镇安神、潜阳息风、收敛固涩、止咳平喘等作用。

药物气味厚薄影响药物的升降浮沉性能。味薄者升，气薄者降，气厚者浮，味厚者沉。药物的生长阶段和相对应的生长环境对单味药物气味厚薄有重要影响。比如桔梗，一般生长 1~3 年可采收入药，深秋时节阴盛阳衰，为植物的休眠期，此时采收之桔梗，备受秋季降收之气，如果经历寒冬后初春季节再采收的，经过冬季沉藏之气，有效成分多沉淀贮藏在根部，故为味厚之品，秋分至初春，阴气由强至弱，逐渐收引，阳气由弱至强，味属阴、气属阳，所收之药，总属味厚气薄之品。

四气五味影响药物的升降浮沉性能。凡味属辛、甘，性属温、热的药物，大都属于升浮药，如麻黄、黄芪、升麻等；凡味属苦、酸、咸，性属寒、凉的药物，大都属于沉降药，如大黄、芒硝、石膏等。

药物质地的轻重影响药物的升降浮沉。一般花、叶、皮、枝等体质轻清的药物多升浮，如桑叶、菊花、马勃等；种子、果实、矿物、贝壳等质重的药物主沉降，如紫苏子、莱菔子、牵牛子、磁石、代赭石等。中药的质地与升降浮沉的关系并不是绝对的，有的药物亦有它的特殊性和双重性。例如诸花皆升，旋覆花降逆止呕；诸子皆降，苍耳子独升。

药物经炮制后可以转变其升降浮沉的性能。酒制升提，药物经酒制后多上升，增强其升浮之性与活血化瘀的功效；黄芩、黄连酒炒后可以使药性上升用来治疗头面部疾病。知母主清肺胃之火，若用盐炒后，泻下焦肾火之力增强。

药物的升降浮沉通过配伍可以发生转化。性属升浮的中药与沉降中药配伍使用时，其升浮之性可受到一定制约。如升浮药升麻配当归、肉苁蓉等咸温润下药同用，虽有升降合用之意，但配伍大量沉降药也随之下降；牛膝引血下行属于沉降药，如果与桃仁、红花及柴胡、桔梗、枳壳等升达清阳、开胸行气药配伍使用，也随之上升，用来治疗胸中瘀血证，这就是少量沉降药与大量升浮药同用而随之升浮的例证。

中药的升降浮沉之性并非是单一的、一成不变的，而是多重的和相对的。由此可见，药物的升降浮沉受到许多因素的影响，正如李时珍所说："升降在物，亦在人也。"药物的这个轻浮重降的特性，对临床用药有很大的指导意义。比如说治疗头面、肌表等上焦部位的疾病，就需要选择质地轻扬的药物，利用它升浮的特性，使药物能上趋外达，以发挥良好的作用，即"治上焦如羽，非轻不举"。治疗腰腹、下肢等下焦部位的疾病，就需要选择质地重坠的药物，利用它沉降之性使药物能下沉潜镇，以发挥应有的作用，即"治下焦如权，非重不沉"。

补偏救弊，阴阳乃平

中药大多是天然的植物、动物、矿物，其中植物最多，故又有本草之称。因其生存环境、吸收天地精华、用药部位等的不同，才有了各自的气味属性，偏阴偏阳、偏寒偏热，这种特性经历朝历代系统归纳总结，并用来调整身体，"量疾病之浅深，择寒温之本草"，收到了显著效果。

清代医家徐大椿言："凡药之用，或取其气，或取其味，或取其色，或取其形，或取其质，或取其性情，或取其所生之时，或取其所成之地，各以其所偏胜，而即资之疗疾，故能补偏救弊，调和脏腑，深求其理，可自得之。”中医治疗疾病就是通过药物的偏性，使其产生药效，偏性强弱不同就是功效的大小之别。如禀纯阳之性、具生发之气、峻补元阳之佳品——鹿茸，温热之偏性远大于核桃仁，所以鹿茸温补之用是核桃仁望尘莫及的。中药的寒热温凉偏性是由药物作用于人体所产生的不同反应和获得的不同疗效总结出来的，它与所治疗疾病的性质是相对而言的，或者说是相反的。如病人表现为高热烦渴、面红目赤、咽喉肿痛等，一般属于阳热证，用石膏、栀子等药物治疗后，上述症状得到消除或缓解，说明它们是偏寒凉的；如病人表现为四肢厥冷、脘腹冷痛、宫冷不孕等，一般属于阴寒证，用附子、干姜等药物治疗后，上述症状得到消除或缓解，说明它们是偏温热的。

中医认为人类健康的体现就是阴阳的动态平衡。“阴平阳秘，精神乃治”“精神内守，病安从来。”

人和万物都得天地之气而生，而在致病因素作用下，人体气机出现了偏盛偏衰的情况，进而人体阴阳失调得病。药物治病的基本作用不外是扶正祛邪，消除病因，恢复脏腑的正常生理功能；纠正阴阳气血偏盛偏衰的病理现象，使之最大限度恢复到正常状态，达到治愈疾病、恢复健康的目的。中医借助药物之偏性来纠正、调整人体的气机盛衰，以偏纠偏，达到阴阳动态平衡、恢复到健康状态。中药之所以能够针对病情，发挥调整阴阳、以偏纠偏的基本作用，是由于各种药物本身各自具有若干特性和作用，即前人称之为药物的偏性，以此来纠正疾病所表现出来的阴阳偏盛偏衰。肉桂、川乌等温热药多用治中寒腹痛、寒疝作痛、阴寒水肿、风寒痹证、血寒经闭等一系列阴寒证；而大黄、大青叶等寒凉药则主要用于实热烦渴、血热吐衄、火毒疮疡、热结便秘、高热神昏等一系列阳热证。总之，性偏寒凉的药用治阳热证，性偏温热的药用治阴寒证，这是临床必须遵循的用药原则。反之，如果阴寒证用石膏、黄连等寒凉药，阳热证用附子、鹿茸等温热药必然导致病情进一步恶化，甚至引起死亡，临床应用时需要高度重视。

医药相合，共理疾患

中医中药是伴随着人类的起源、发展而出现的，从生活的点点滴滴做起，尤其是中华民族的贤哲们根据生活常识、生活经验、生活规律系统归纳总结提升，形成了完整的理论体系，进一步指导生活、服务健康。中医中药是相伴而生、互根互生的，在服务健康的过程中，及时发现不足、反馈改进，持续发展。

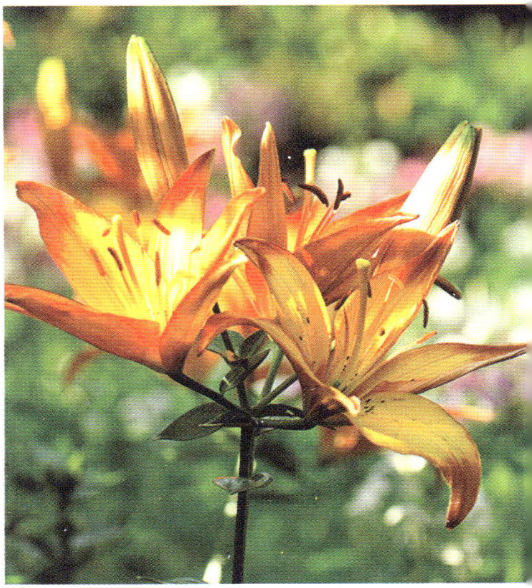

古人种百合花，见其朝开暮合，又种紫苏，见其叶朝仰暮垂，结合“昼开夜合”的生物特性与人类“日落而寝”的昼夜作息规律同步，取其阴收阳散之意而用治失眠，“苦不寐，百药不能治，召余处方，

以百合一两，紫苏叶三钱，二味煎服，三贴而安”。基于二者可能含有某种类似人体内“睡眠肽”之类促睡眠物质，现代研究发现百合、紫苏的确具有改善失眠症状、安神助眠的功效。医理与法象兼通，中药与中医兼容，人物一理，相得益彰。

明药更要懂医。中医中药密不可分，中医的发展需要依托于中药，而中药的发展根植于中医。中药不单具有治疗、预防、康复及保健作用，还具有

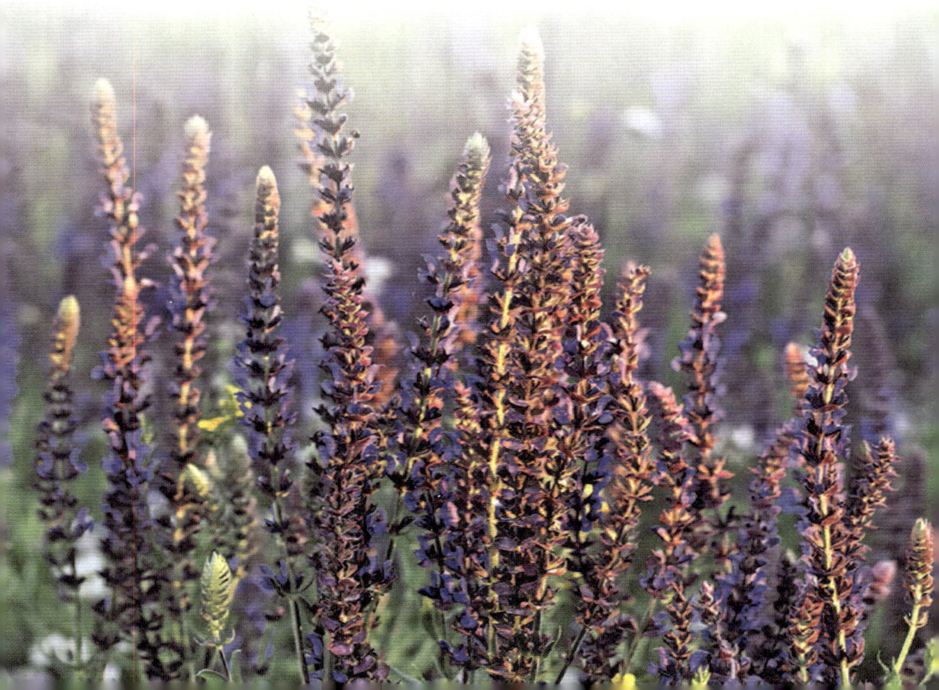

诊断疾病的作用。中医临床医生仅仅拘泥于发展中医而轻视中药、不解中药，或中药研究局限于成分药理齐上、图谱基因并举，发展轨迹渐渐走远，绝对不利于中医和中药的协同发展、共同进步。中药除了覆杯而愈的疗效，临床有些复杂病证难以诊断，通过对症状、舌象、脉象等的详细观察，中药可以辅助医生进行疾病的诊断，以药测证，即寒热不明病证少量用药，根据反应确定阴阳属性。故中医中药不能偏废，应紧密相连，相得益彰，互为补充，“阴阳互根互生”，才是真正适合中医药发展的道路。

“今北方人称医者为卖药先生，则医者之自备药可知。自宋以后，渐有写方不备药之医，其药皆取之肆中，今则举世皆然。夫卖药者不知医，犹之可也。乃行医者竟不知药，则药之是非真伪，全然不同，医者与药不相谋，方即不误，而药之误多矣。”医不懂药则不明，药不知医则不清。中医侧重于道理、原则，具有指导作用；中药侧重于工具、手段，具有靶向作用。中医对药也应该有详尽理解，产地、炮制等均对药物功效主治有比较明显影响，我们常用的黄连临床有生黄连、姜黄连、酒黄连、萸黄连等不同炮制品，功效和应用有明显区别，中医师在熟练掌握的基础上，使用起来才能得心应手，使药到病除，效如桴鼓。只有精于药而明于医，借助中医理论，中药的发展才基础厚实，“犹衣服之有冠冕，木水之有本原”，才能绝对避免“今终日营营，如无根之木，无源之水，有采摘汲引之劳，而盈涸荣枯无常”。

“医无药不能扬起术，药无医不能奏其效。”中医的“医”和“药”不是“一分为二”的踽踽独行，应是“合二而一”的紧密结合，融为一体，医药结合、医药并举、医药融合理念在中医临床类人才培养中得到充分证实。“中医中药不分家”的最高境界是“整体观念”“辨证论治”，只有体现中医中药的整体性，辨证辨药兼具，才能落实中医药最终的服务健康职能。

名副其实，言之有据

中药的种类繁多，数以千计，名称各异，就像人的名字一样，每味中药的药名往往反映了它一定的特征，常依据功用、气味、颜色、秉性、形状、产地、人名、炮制、鸣声等命名。对中药的命名进行探析和研究，有助于加深对博大精深的中医药传统文化的了解。

有些药物对某些疾病具有独特的治疗作用和治疗效果，根据功用命名，对临床合理用药具有直接指导意义。如益母草功善活血调经，主治妇女血滞经闭、痛经、月经不调、产后瘀阻腹痛等，为妇科经产要药，使邪去母受益；防风功能祛风息风，防范风邪，防治风病，主治风病等。

部分中药具有特殊的气味，通过人们的味觉或嗅觉能直接感受，因而成了药物命名的依据。如麝香，因气香走窜、香气远射、香射千里而得名，“香聚处草木不生，过园林瓜果不实”“外可透毛窍，上能通七窍，下可启二窍，凡周身表里上下孔窍不利、气血闭而不通之处，皆可开而通之”。苦味明显的药物名称多有“苦”“胆”等字，如苦参退热泄降，荡涤湿火，其功效与黄芩、黄连、龙胆皆相近，而苦参之苦愈甚，其燥尤烈，故杀湿热所生之虫，较之黄芩、黄连力量益烈。

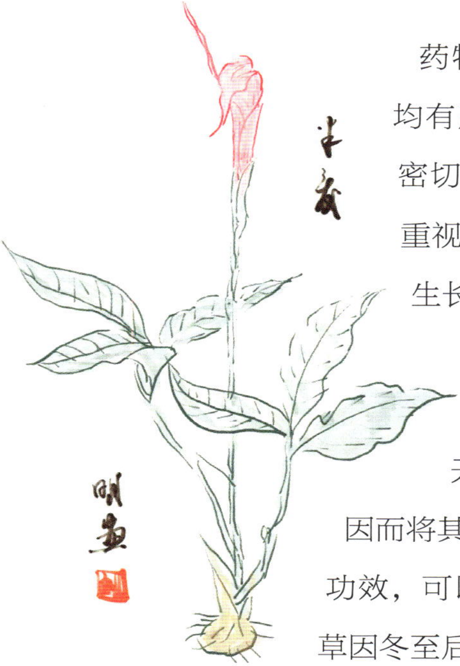

药物的采收时间和贮藏时间均有严格要求，与临床疗效有密切关系，有时以此命名体现重视。如用药历史悠久的半夏，生长于夏至前后,五月半夏生，而当此夏天刚过去一半，已不再是纯阳之气，是天气由热转凉的分界线，因而将其称为半夏，有“交通阴阳”功效，可以用来治疗失眠；而夏枯草因冬至后生叶，至春开花，夏至即枯而名，夏季果穗半枯时采收，禀纯阳之气，得阴气而即死，苦辛泄降疏化，善于宣泄肝胆木火之郁窒，而顺利气血之运行，凝痰结气，热郁肝胆，皆其专职。

许多中药都具有各种天然的五颜六色，绚丽夺目，因而药物的颜色就成了命名的依据。色红的命名多有“红”“赤”“朱”“丹”等，如色红朱砂，专入心经，善清心降火，重镇安神，广泛用于多种原因所致的心神不宁、心悸、失眠、惊风、癫痫，而对心火亢盛、心神不安诸证更适宜。制何首乌色黑，归肾经而固精益肾，健筋骨，乌须发，为滋补良药。

我国疆域辽阔，药源丰富，自然地理状况十分复杂，水土、气候、日照、生物分布等生态环境各地不完全相同，甚至南北迥异，差别很大，各种药材产量和质量都有一定的地域性，所以自古以来医药学家非常重视“道地药材”。如四大怀药怀地黄、怀牛膝、怀菊花、怀山药，以河南怀庆产者最佳；广陈皮、广藿香以广东所产为道地药材；山东的东阿阿胶、四川的川贝母、云南的文三七等均属突出产地特点命名。

其他还有按药物形态命名，如因其茎节粗而膨出，形状像牛的膝关节而命名牛膝，形似狗之脊骨又有黄色茸毛的狗脊，形似白色蝶翅的木蝴蝶等。从国外进口的则多冠以胡、番之名，如胡桃仁、胡黄连、番泻叶等。玄胡索因避宋始祖赵玄朗之讳而称延胡索、延胡，至清代避康熙讳，又改称元胡索、元胡；山药原名薯蓣，唐朝因避代宗讳改为“薯药”，至宋代又避英宗讳而改为山药等。

总之，中药的命名丰富多彩，充满了中华民族智慧的奇思妙想，只要掌握了中药命名的基本方法，对其名称的理解就能知常达变，举一反三。

02

州土修合，道地使然

道地药材，中药之本

中药材的分布和生产，都离不开一定的自然条件。我国疆域辽阔，自然地理环境复杂，生态环境各异，天然中药材品种、产量和质量，多有一定的地域性。古今医药家经过长期的观察、使用和比较，发现各地药材质量优劣受自然条件等因素影响不尽相同，且特色鲜明，这就是“道地药材”的由来。

道地药材，又称地道药材，是指历史悠久、产地适宜、品种优良、产量宏丰、炮制考究、疗效突出、带有明显地域特点的药材。中药的道地性是确保中药药效、质量和安全的重要保障，同时也是中药文化传承和发展的重要基础。亦即某一地区所特有的某种药材，因其质量高、疗效好而素有盛名，如山东的阿胶、金银花等。

中药的地域性是指药材在特定地区生长的特性。不同地域的气候、土壤、水质等因素会影响药材的生长和品质。地域性也影响着药材的药效和用途。因此，在使用中药时，需要考虑到药材的地域性，选择适合的中药材。如四川道地药材附子、川乌，有学者对其原植物乌头进行研究发现，产于四川的乌头碱、中乌头碱和次乌头碱的总含量为 0.53%，而产于北京的乌头碱、中乌头碱和次乌头碱的总含量为 0.21%，产于甘肃的乌头碱、中乌头碱和次乌头碱的总含量为 0.16%，含量差异，毒性悬殊，药效更有很大不同；内蒙古地区生长的蒙古黄芪，其微量元素硒的含量远高于其他地区。

道地药材的确定，与药材的产地、品种、质量等多种因素有关，而临床疗效是其关键因素。如吉林的人参、鹿茸，辽宁的细辛、五味子，内蒙古的甘草、黄芪，宁夏的枸杞子，河南的地黄、牛膝、菊花、山药，四川的川芎、附子，江苏的薄荷、苍术，广东的砂仁、陈皮、广藿香，云南的三七、茯苓等，

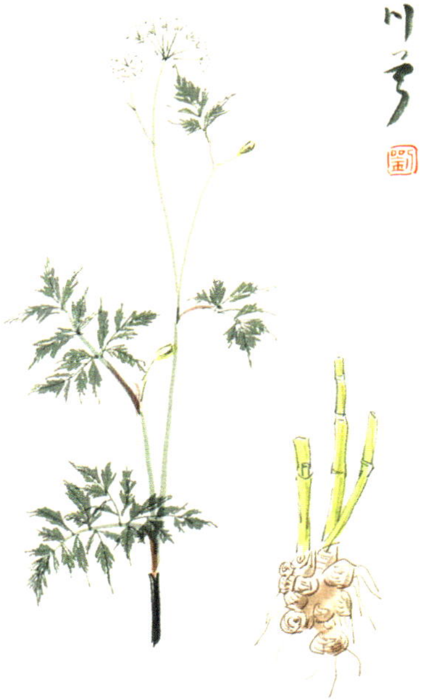

都是著名的道地药材，一直沿用至今。但道地药材是在长期的生产和用药实践中形成的，并不是一成不变的。自然条件的改变或人为因素的影响，皆可导致药材道地的变迁。但道地药材始终是以药材“质优效佳”为标志，“择优而立”为准则，在任何时期都会有强大的生命力。

长期的临床医疗实践证明，重视中药产地与质量的关系，强调道地药材的开发和应用，对保证中药疗效起着十分重要的作用。虽然道地药材在保证中药疗效和安全性方面至关重要，但现阶段完全依赖道地药材难以满足临床需求。随着医疗健康事业的发展，中药材需求量日益增加，加上很多药材的生产周期较长，产量有限，且药材的道地主产区并不是固定不变的，某些野生资源的种质会退化，或濒临灭绝，均影响道地药材的质量。在保证药材质量的基础上，适度放宽对道地药材的要求是可行的。进行药材的引种栽培以及药用动物的驯养，并广泛开展道地药材的栽培研究，包括道地药材栽培品种的地理分布和生态环境，都是解决道地药材不足的重要途径。在确保该品种原有的性能和疗效前提下，我国借助现代技术条件已对不少名贵或短缺药材进行异地引种，以及药用动物的驯养，并不断取得成效。如西洋参在山东省威海市文登区等地引种成功，人工培育牛黄、人工养麝具备成熟技术等。在保证药效的前提下，选择优质中药材品种和培育新品种，制定道地药材质量标准，选择优势区域布局，建立规范药源基地，科学施肥、浇水，严格控制重金属及农残污染，走中药材生产规范化、规模化、实体化、科技化发展之路，确保现代中药材质量“安全、有效、稳定、可控”，促进中药资源的可持续发展，为人民健康及经济的繁荣作出贡献。

本生之土，气厚力全

中药是中国传统医学的重要组成部分，其独特疗效的核心是本生之土，即在特定地理环境中生长并具有一定品质和药效的植物、动物或矿物。本生之土，意味着中药材土生土长、具有明显地域特色，其与土地紧密相连，生长在特定的地理环境中，独具特色的阳光、雨水和土壤使其拥有独特的品质和药效，中医在长期的医疗实践中充分体会到同一种药材，产地不同使其质量存在显著差异。

中国幅员辽阔，地理环境多样，不同地区的气候、土壤、水质、光照、雨量、海拔和肥料都会影响中药材的生长。道地药材是在特定的地理位置获得，比如川芎生长在四川，人参生长在东北等。特殊的地理环境赋予了中药材独特的品质和药效，成为中药制剂不可或缺的一部分，气候条件和土壤环境等形成的特殊性，体现在临床治愈率提高、不良反应降低。如现代药理实验证明：山东、河南金银花的功效明显优于其他非道地产区，道地金银花中微量元素锶和铁的含量分别是非道地产区的 2.4 倍和 1.36 倍，且非道地药材重金属铬和铅的含量明显高于道地产区；山东道地药材丹参中丹参素钠、隐丹参酮、丹参酮ⅡA 等有效成分的含量高于非道地产区，功效也有很大优势；吉林葛根总黄酮的含量高达 12%，而产于贵州的仅为 1.77%。

道地药材在生长过程中吸收了特定地区的自然元素，对其药效产生了显著影响。李时珍《本草纲目》就有金石草木随水土之性等记载。如越南产的

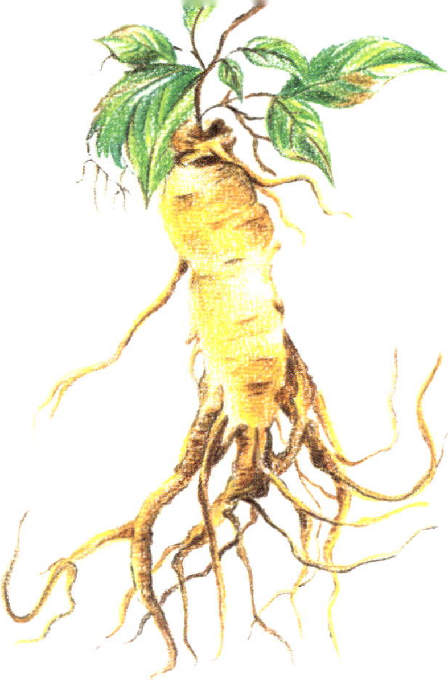

肉桂挥发油含量达6.4%，而国内引种的越南肉桂挥发油含量最高只有2.3%，说明同种药材在不同产地具有不同品质。人参喜欢寒冷、湿润的气候环境。我国东北地区位于北纬40°~48°，属于温带季风气候，冬季寒冷漫长，夏季温热多雨，气候条件非常适合人参的生长；而东北针阔叶混交林、阔叶林和针叶林土壤以黑土为主，土壤肥沃、质地疏松，以富含有机质的壤土或沙壤土为主，土壤的pH为5.6~6.5，有利于人参根部的生长和发育；且东北地区具有悠久的人参种植历史和丰富经验，人参含有的皂苷等活性成分更为丰富，品质最佳。如宁夏是著名的枸杞产区，其特殊的地理环境和气候条件使枸杞含有更多的多糖、胡萝卜素等活性成分，临床疗效在中医药界享有盛誉。

中药的根基是道地药材，其独特的品质和药效是中医治疗疾病的基础。地理环境的差异使不同地区的中药材在品质和药效上有所不同，中医个性化治病用药均有体现，中医师根据患者的病情和体质，选择多样性和地域特色兼具的中药材进行治疗，才能效如桴鼓。因此，要共同守护青山绿水的本生之土，真正使气厚力全的中医药健康发展。

南橘北枳，水土异也

中医药是中国传统医学的宝贵遗产，中药材作为中医药的核心，其地域特色和多样性在中医药体系中具有举足轻重的地位。离其本土，则质同而效异，遍寻浩如烟海的医药典籍史册足以印证“水土异也”对道地药材的影响。“橘生淮南则为橘，生于淮北则为枳”多认为是地域特色对中药材影响的典型例子，此即环境变、物性（药性）亦变的明证，最起码是对中药材质量受地域影响的朴素看法。

“南橘北枳”多理解为南方之橘移植到淮河以北就会变成枳，其实同属芸香科的枳与橘分属不同的植物，而古人误以为南方之橘移植淮河之北就会变成枳，橘子生长在淮河以南就是橘子，生长在淮河以北就变成枳了，只是叶子的形状相像，果实味道有很大不同。“南橘”是生活中常见的水果，通常在秋季至冬季成熟，其果肉多汁、味道鲜美且酸度较低，口感柔软，适合生食和榨汁，具有理气消食、祛痰止咳等作用。“北枳”别名“臭橘”，果实味道又酸又苦还带有涩味，其作为食物虽难以下咽，但作为药物有非常好的治疗作用，有破气消积、化痰散痞的功效。

万物因其所固有的生态环境而各具特殊的禀性，这是事物本身的客观规律。中国幅员辽阔，地理环境多样，不同地区的气候、土壤差异巨大，这为药材的生长提供了多样性的水土资源。正是这种多样性，使得药材在不同地域具有独特的品质和药效，同时也为中医药的治疗提供了广泛的选择。“用药必依本土”原则也反映了地域特色对于中药材的重要性，因为药材的生长环境、土壤成分等因素会直接影响其化学成分和药效，所以选择适合当地生长环境的药材，能够获得更好的药效。中医药界亦有“非地道药材，就没有中医”之说，强调了地域特色对于中医药传统的重要性。

产地本身就是一个多因素的复合体。气候水土自然与药材的生产、气味的形成、疗效的高低都有密切的关系。中国的地域多样性和水土差异为中药的多样性和地域特色提供了坚实基础。药材的生长环境和采集方式受地理环境和文化传统的影响，形成了丰富多彩的中医药体系。保护药材资源和传承药材文化，是中医药传统延续和发展的重要一环。只有加强科学研究，细研影响中药质量的因素，找到合理、科学的解决方法，才能确保中药的质量和疗效，真正继续为人类提供健康和福祉。

擅名因地，地胜药灵

名以地贵，药以效灵。中医药学家为凸显道地药材，在药材名前常加上产地名称，构成了道地药材名称，如东阿阿胶、广陈皮、辽细辛等。正是“以地冠名”将道地药材与道地产区紧密结合在一起，使道地药材的种质得以历代传承。

《本草纲目》以前的历代本草统称浙贝母、川

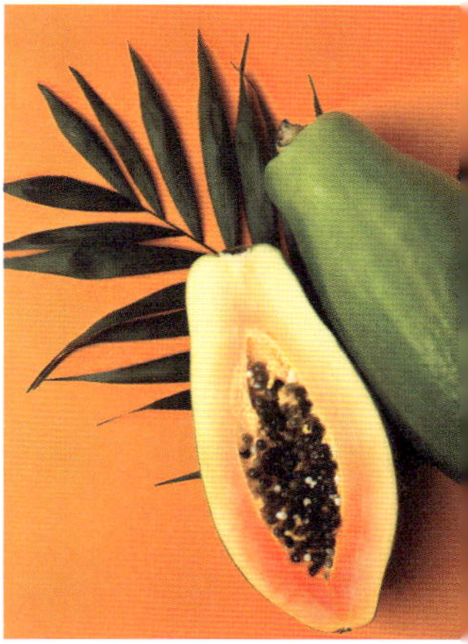

贝母为贝母，清《轩岐救正论》才有浙贝母之名。浙贝母因产于浙江象山而得名，喜温和湿润、阳光充沛、温度适宜的环境，在中国栽培历史悠久，是传统中药材，在浙江产业已达到一定规模，并初步形成产业链条。川贝母则产自四川地区，是中医常用的清热化痰、润肺止咳的良药，四川独特的气候和土壤条件赋予了其纯正的品质和显著的药效。浙贝母、川贝母的名称中融入了产地信息，凸显了其地域特色。

《本草纲目》载“木瓜处处有之，而宣城者最佳”，故有宣木瓜之称。宣木瓜，全国农产品地理标志，安徽省宣城市宣州区特产，早在南朝宋武帝刘裕就将宣木瓜列为贡品。宣州优越的自然地理条件，适宜的土壤和气候，为宣木瓜的生长提供了理想的自然环境。宣木瓜的种植已有千余年历史，被誉为“植物黄金”。

中国是世界上出产朱砂最多的国家之一，以贵州、湖南等地为主。因交通等原因，产出的矿砂从湖南古辰州（今辰溪）转销全国各地，“辰砂”一名也由此而来，以质好量大而出名。然而朱砂中含有汞成分，因此在使用时需要谨慎控制剂量，避免中毒。生活中人们也常常佩戴朱砂手链以镇静安神、清心明目，需要注意的是，如果朱砂表面出现变色、剥落或其他异常情况，应停止使用。另外，朱砂需要选择正规的店铺购买，避免假冒伪劣产品。在佩戴朱砂饰品时我们要注意个人卫生，保持干燥清洁，以免滋生细菌，影响健康。

中药材的命名中融入地名元素，不仅反映了它们的地域特色，也传承了中国千百年来的文化传统。这些药材之所以如此重要和独特，正是因为它们生长在特定地理环境和气候条件下，具有悠久的历史积淀和独特的药效、品质。

择其所宜，药力方具

中医认为“阴平阳秘，精神乃治”，意即正常健康人就应该保持阴阳动态平衡，而打破人体阴阳动态常阈平衡就是疾病状态。中医药治病就是基于此调整阴阳，用中药的阴阳偏性，纠正人体阴阳气血偏盛偏衰的病理现象，使之尽可能恢复到正常状态，达到治愈疾病，恢复健康的目的，也就是我们常说的“以偏纠偏”。

中药的偏性能够调整身体的状态，使其恢复正常。而治疗疾病的中药质量又受到生长环境、收获季节、炮制方法、煎服方法及品种品质等诸多因素影响。如我们一般认为喜水性的鸭性寒，并有利水之功，适合南方湿热气候，故多食用盐水鸭、板鸭及煲鸭汤，而北方为降低其寒凉之性，多食用烤鸭，用火热的加工方法制约其寒凉之性，或许这就是中药炮制在生活中的具体应用。

中药质量与生长环境关系密不可分。“解表草药路边坡，利湿草药湿地多，清补中药深山谷，通络藤本密林窝。”如车前草多适宜生长在潮湿的环境，喜湿耐寒，禀寒润之性，故具寒凉渗利之效，临床用于水肿、淋证等病证治疗屡见奇效。

收获季节是否恰当，明显影响中药质量。“采收同样讲季节，冬春收根熟收果；全草宜在花前采，早打尖尖产量多。”如桑叶宜在初霜后采收，俗称霜桑叶，禀天冬寒之气，寒润之性增强，为清热肃肺润肺要药。现代研究也证实霜桑叶芦丁、绿原酸等抗炎成分含量相对较高。

“炮制虽繁必不敢省人工，品味虽贵必不敢减物力。”炮制方法是否得当对中药疗效影响较大。“药置锅内多拌炒，目的不同温度校；栀子枳壳拌炒后，苦寒性味大减少。”如斑蝥通过米炒的炮制方法，其主要毒性成分斑蝥素升华，毒性明显降低，临床应用的安全系数明显增高。

合理的煎法、服法也是影响中药疗效的主要因素之一。“乌头附子宜先煎，谨防中毒出事端。”“服药一定看冷暖，方法得当病程短。”如川乌、草乌类药物心脏毒性较强，先煎、久煎可使其有毒成分乌头碱分解为乌头原碱等，毒性明显降低。而对胃肠有刺激性中药及消食药宜饭后服用，避免加重胃肠负担，影响药物消化吸收与药效的发挥，不利于身体恢复。

影响中药质量和疗效的因素还包括剂型、贮藏等，但临床只有按照病情所需，尽量有针对性地选择生长环境适宜、收获季节恰当、炮制方法合理、煎服方法合宜的中药，择其所宜，才能真正达到效如桴鼓、覆杯即愈。

禀气至纯，四大怀药

一方水土养一方人，一方水土生一方草药。中药材的质量与自然地理环境、水土、日照、气候等生态环境有密切的关系，无论品种、产量和质量都有一定的地域性。“药材好，药才好”是一家制药厂的经典广告语。该药厂地处中华医圣张仲景故里河南，企业以仲景文化和道地药材为核心，坚持“突出继承弘扬张仲景中医药文化，突出八百里伏牛山中药材资源优势，突出中药现代化、制造现代中药”的经营理念，秉承“让老中医放心，让老百姓放心，让老祖宗放心”的社会承诺，承医圣精华，造仲景名药。

四大怀药是指河南所产的怀山药、怀牛膝、怀地黄、怀菊花四味中药，先秦及秦汉魏晋就有地方向朝廷进贡四大怀药的记载，因其药材道地、疗效神奇成为博大精深的中医药文化的瑰宝。河南融太行山之阳与黄河水之阳于一体，集黄河上游各个地区不同地质条件的丰富营养及太行山岩溶地貌渗透下来的大量微量元素，土地疏松肥沃，光照充足，气候温和。其“春不过旱、夏不过热、秋不过涝、冬不过冷”的气候环境，最适宜四大怀药生长，加之当地对地域性名优特产的保护措施，形成了四大怀药能够冠绝天下的基本条件。

怀山药为薯蓣科植物薯蓣的根茎，味甘性平，具有补脾养胃、生津益肺、补肾涩精的功效，可治疗脾虚食少、久泻不止、肺虚咳喘、肾虚遗精等。山药亦是一种非常受欢迎的烹饪材料，含有蛋白质、膳食纤维、多种维生素和矿物质等丰富的营养物质，其口感绵密、口味鲜美，适合炒、炖、蒸、烤等各种烹饪方式，无论是在养生保健还是日常饮食中都有着广泛的应用。众所周知，接触山药后会引起皮肤瘙痒，可能因为山药中含有尿囊素或皂苷，其刺激皮肤会出现瘙痒、红肿等症状，一般尿囊素遇高温会分解，可将手适当靠近吹风机、炉灶热源旁烘烤，也可用热水、肥皂等清洗让尿囊素受热分解。若出现严重瘙痒，可在医生的指导下使用炉甘石洗剂、氧化锌软膏等药物进行治疗。

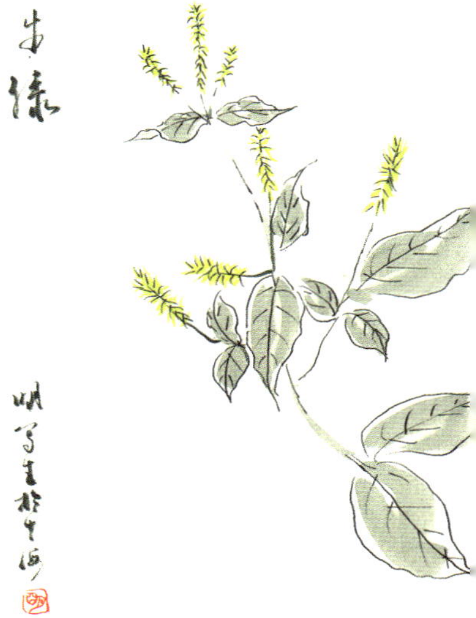

怀牛膝为苋科植物牛膝的根，味苦甘酸、性平，具有逐瘀通经、补肝肾、强筋骨、利尿通淋、引血下行的功效，可治疗血瘀所致的闭经、痛经、月经不调，肝肾不足所致的腰膝酸软、头痛、眩晕，湿热蕴结膀胱灼伤脉络之血淋、尿血，以及上部火热证等。怀牛膝因其根呈圆柱形，茎有棱角，节部膨大，状似牛的膝盖，故称牛膝。其作用趋势沉降，向下向内，所主病位在下在里，所治病势向上向外，因此临床常用于在下在里、病势上逆之病症。怀牛膝的功效较多，但无论从基本功能、衍生功能还是配伍功能来讲，究其特性则为“性善下行”，且其主沉降作用非一般药物所能比拟。

怀地黄为玄参科植物地黄的块根，生地黄味甘性寒，具有清热凉血、养阴生津的功效，可治疗内热消渴、阴虚发热、津伤便秘等；熟地黄具有补血滋阴、益精填髓的功效，可治疗心悸怔忡、崩漏下血、腰膝酸软、盗汗遗精等。生活中常见有人用怀地黄泡水代茶饮，生、熟功效存在一定差异，但需要注意的是，代茶饮也要辨证，不可自行随意服用。

怀菊花为菊科植物菊的头状花序，味甘苦、性微寒，具有疏散风热、平抑肝阳、清肝明目、清热解毒的功效，可治疗风热感冒、温病初起，以及肝阳上亢所致的头痛目眩、目赤肿痛、眼目昏花等。怀菊花亦可以药食两用，在日常生活中可泡水代茶饮，不但清香可口，还具有清热解毒作用，能够改善咽炎、扁桃体炎引起的咽干、咽痒、咽喉肿痛等症状，长期饮用还具有明目护眼、缓解头痛、改善失眠等作用。

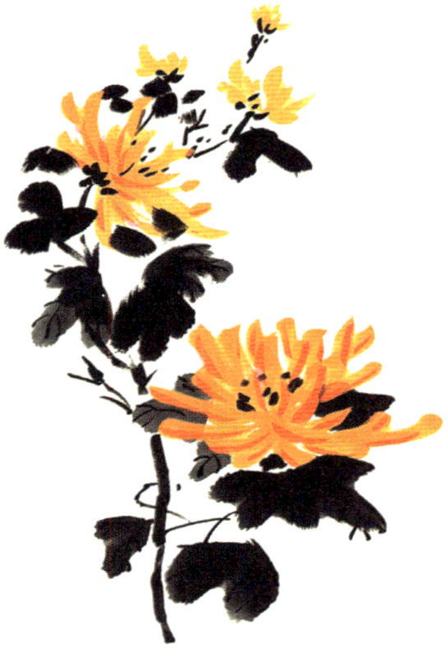

四大怀药是具有重要药用价值和历史文化传承的中药材，尽管其功效显著，使

用时仍需慎重。建议遵医嘱，辨证使用，以免出现不良反应。

齐鲁特色，名产药优

“一方水土养一方人”“一方水土产一方药”，山东也不例外。山东省是中药材资源大省、中药生产大省，中药材资源丰富、种植历史悠久，拥有1 500余种中药材资源，资源总量占全国的10%以上。随着中药材由野生采集向人工种植逐步转变，全省中药材种植规模有序扩大。据行业调查，山东省中药材种植面积达到380余万亩，中药材人工种植品种110个，居华北道地药材产区首位；其中金银花、丹参、西洋参面积、产量、产值均居全国首位。2021年，以全国知名度高、生产规模大、产业前景好为依据，山东省卫生健康委员会等七厅局联合发文，公布了山东省道地药材名录（80个）、特色药材名录（15个），其中金银花、阿胶、丹参、西洋参、全蝎、蟾酥、黄芩、北沙参、瓜蒌、山楂作为“齐鲁道地药材”品牌下的重点培育扶持对象，

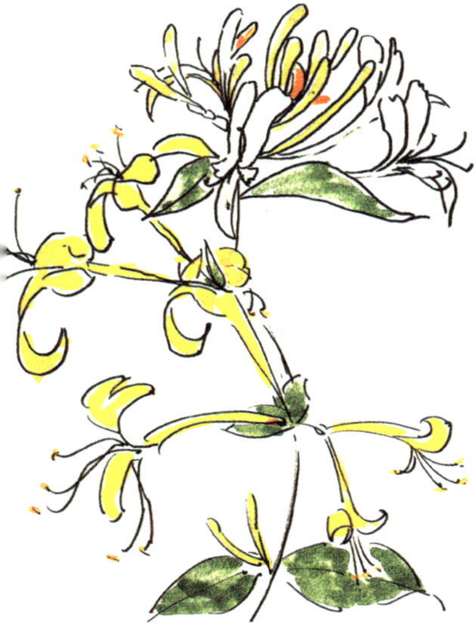

称为“鲁十味”。

山东省大力支持道地药材产业发展，连续三年将金银花、丹参、西洋参、牡丹皮、白芍等道地品种列入省农业高效特色产业发展平台和省级现代农业产业园项目。山东省组织编制了“菏泽牡丹”“平阴玫瑰”“文登西洋参”“泰山黄精”等4个区域优势特色产业培育方案，着力推进全产业链健康发展。研究发现，山东西洋参含人参皂苷Rg_1、Re、Rb_1的总量高达8.0%~8.6%，与美国进口西洋参含量（7.5%~8.5%）相当，其人参皂苷Rb_1含量高达2.68%，高于美国西洋参（2.53%）。

山东省遵循“重点品种，道地栽培”原则，大力培育中药材优势区，坚持道地品种成带连片发展，小宗品种遍地开花种植，初步形成了以优势道地产区为核心，辐射带动周边区县共同发展的新局面。经过多年的发展，已形成了鲁中南、鲁西南、黄河三角洲和胶东半岛四大道地药材种植区。

山东省加快推进产业规模化、集约化，大力培育新型经营主体，着力打造“公司 + 基地 + 合作社”全链条生产模式。目前，全省中药材种植合作社、家庭农场、企业等新型经营主体数量达到500余家，“公司 + 基地 + 合作社”已成为主要的生产经营模式。平邑县金银花种植合作社数量达到100余家，有力带动了中药材产业规模化发展。

山东省加快推进绿色生产，积极发展标准化生产。育成了“北花1号”“华金6号”等一批抗逆性强、开花集中、产量较好的金银花新品种，每年向国内其他产区输出优质金银花种苗；培育的“鲁丹参1号”优良丹参品种已建立标准化种子种苗繁育基地10余个，累计繁育面积超过5 000亩。先后建成了金银花、丹参、西洋参等省级中药材科技示范园20个。山东省大力推广生态种植，在全国率先出台中药材生态种植基地建设指南，开展中药材生态种植基地遴选工作，第一批选择金银花、瓜蒌、黄芩3个道地药材品种，示范带动全省中药材生产绿色发展。

山东物华天宝、人杰地灵，拥有一批品质高、效果好、影响大的道地药材，这是大自然赋予的极为宝贵的财富。山东省加强道地药材、特色药材和“鲁十味”的品牌培育和生产管理，推进标准化、规范化种植养殖，稳步提升中药材质量，引导社会公众保护好、利用好、推广好齐鲁道地药材，对促进农业发展、建设健康强省、助力乡村振兴具有十分重要的意义。

优自越州，崇浙八味

浙江省的道地药材很多，但其中以“浙八味”驰名中外。“浙八味”是指白术、白芍、浙贝母、杭白菊、延胡索、玄参、笕麦冬、温郁金这八味浙江省特有优质中药材，有时山茱萸也被列入其中，由于其质量好、应用范围广及疗效佳而为历代医家所推崇。

“古之医者……用药必依土地，所以治十得九。”道地药材是在长期的生产和用药实践中形成的，其确定与药材产地、品种、质量等多因素有关，而临床疗效则是其关键因素。《本草纲目》引宋代的《图经本草》说："白术生杭、越。"《新昌县志》记载："白术出十四都彩烟山，即《本草》所谓越州术。"此处"越"指越国，包括浙江一带，也是浙白术道地药材的明证。

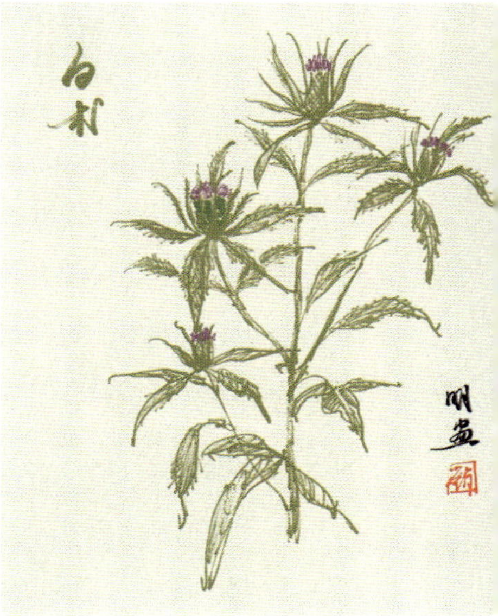

浙江省地处中纬度地带，属亚热带，气候温和、雨量充沛、光照时长、热量丰富，且由于海拔较高，气候垂直差异大，尤其夏季明显，山地上部风大、云雾多、日照短，自山麓至山顶呈现明显的地带性，形成不同的道地药材生成环境。浙江省优势的自然环境，给动植物生长带来有利条件，故野生植物种类繁多。而且浙江省有栽培中药材的习惯，有规模生产管理的先进经验。而"浙八味"基本上分布在宁波、绍兴平原和北部太湖流域，尤以鄞州区、磐安、嵊州市、杭州、金华、东阳等处为著名产地。浙江省中药材资源种类近 2 400 种，在所处的地理位置和气候等诸因素的综合作用下，形成的产地适宜、品种优良、产量宏丰、炮制考究、疗效突出且带有明显地域性特点的中药材“浙八味”，其名称比较久远，虽无从确认其最早出处，但“浙八味”在浙江的栽种已有一千多年的悠久历史。现代研究发现，杭白芍有效成分芍药苷含量高达 2.87%，较亳州白芍（0.65%）和川白芍（1.10%）的有效成分高且能稳定达到《中华人民共和国药典》的标准；杭麦冬在增加大鼠血清抗氧化能力，升高红细胞和血红蛋白含量及降低血小板数目等方面的作用均优于川麦冬。

浙江省道地药材“浙八味”狭义上通常指白术、白芍、浙贝母、杭白菊、延胡索、玄参、笕麦冬、温郁金，广义“浙八味”已超出其最初含义，并不再局限于前文所述药材，而是以“浙八味”为代表的浙江道地药材的总称，更多反映的是一种“浙八味”文化理念与范畴，是浙江“中医药文化”的一张名片，其应用历史、种植采收、加工炮制、现代研究及临床疗效均具地域优势。

为加快推进中药产业传承发展、壮大健康产业、推进医药强省建设，并考虑到未来全产业链开发、生态环境改善、带动地方农民致富等方面，浙江省前几年又公布了新“浙八味”中药材培育品种名单，确定铁皮石斛、衢枳壳、乌药、三叶青、覆盆子、前胡、灵芝、西红花为新“浙八味”中药材培育品种，初步形成了集“源头创新、集成创新、成果转化、推广服务”于一体的全产业链中药产业科技创新体系。

“浙八味”不仅仅是一中药材的代称，更是代表着浙江地区独特的药材资源和医药文化，努力保护，发掘研究，推动“浙八味”种质资源保护、种植、生产和推广应用，使其继续成为浙江中医药文化的璀璨瑰宝。

南海之滨，广粤十味

中药应用比较讲究道地药材，而道地药材的地域性肯定是比较重要的一方面。广药又称“南药”，系指广东、广西南部及海南、台湾等地出产的道地药材；主要包括广东省“十大南药”巴戟天、何首乌、高良姜、化橘红、广陈皮、广佛手、阳春砂仁、广藿香、广地龙和金钱白花蛇，广西壮族自治区“桂十味”肉桂、罗汉果、八角茴香、广西莪术、龙眼肉、山豆根、鸡血藤、鸡骨草、两面针、广地龙及海南省的槟榔。

广药最为重要的地理分界就是南岭，南岭之南称为岭南，南岭以南出产的药材可称之为广药。其大体上的区位为湖南、江西两省的南部与广东、广西两省群山相连的区域，这里不仅是江南丘陵和两广丘陵、长江水系和珠江水系、中亚热带和南亚热带的分界线，还是道地药材产区划分的依据。

一般说的广粤十味多指狭义广药，即广东省“十大南药”粤十味，包括巴戟天、何首乌、高良姜、化橘红、广陈皮、广佛手、阳春砂仁、广藿香、广地龙和金钱白花蛇十种药材，向来在中药行业内被认为是广东地道药材。由于地域性影响，粤十味在广东产量大、质量好、疗效高，就和“川药”“怀药”等地道药材一样，在中医药发展史上有着不可代替的重要作用。如有研究结果显示，广陈皮中挥发油含量、黄酮类成分含量及抗氧化活性均优于其他普通陈皮，含柠檬烯、β-月桂烯、α-松油烯等药理活性较强的成分，具有镇咳、祛痰、抗菌等重要作用；光照时长、热量丰富、雨量充沛及明显季风活动等因素有利于主要挥发性成分积累，产自广东阳春的阳春砂仁药材样品中樟脑、龙脑和乙酸龙脑酯质量分数均较高；广藿香提取物清除ABTS自由基及对Fe^{3+}还原能力普遍高于藿香提取物。

“当时初用之始，必有所产之地，此乃其本生之土，故气厚而力全。”“凡药之用，或取其气……或取其所生之时，或取其所成之地，各以其所偏胜而即资之疗疾，故能补偏救弊，调和脏腑。深求其理，可自得之。”岭南高温多湿的气候特点，特色药材、道地药材多具发散之性，尤其植物药物更是特色鲜明。如高良姜、化橘红、广陈皮、广佛手、阳春砂仁、广藿香等均有味辛气味芳香、行散透达特性，功擅健脾悦胃、理气开郁、化湿除浊，应用于湿阻气郁等病证；现代研究表明，此类药物多含挥发油等成分，具有发散解表、芳香开窍、理气止痛、清热解毒、解暑祛秽、杀虫抗菌等作用。

为了更好地保护中药材资源，促进中药产业可持续发展，根据《广东省岭南中药材保护条例》，广东省中医药局2023年公布了第二批岭南中药材新增保护种类肉桂、芡实、五指毛桃、龙眼肉、狗脊、溪黄草、岗梅、益智，即“岭南新八味”。以此为契机宣传普及岭南中药材保护知识，提高全社会中药材保护和合理使用意识，以及大众对优质岭南中药材的关注度，形成全社会参与保护岭南中药材的良好氛围。

气有不同，地势使然

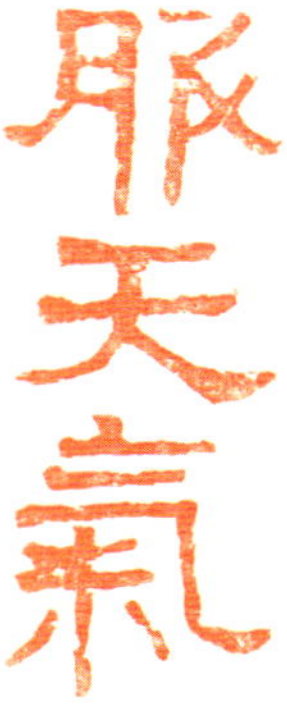

中医强调“治病先别阴阳”，就是看病辨病先分阴阳，疾病属阴还是属阳，而治病先别阴阳的目的就是为了确定治法、优选药物。中药药效不仅受地域环境影响，相同地域还受地势寒热、润燥等因素影响，有其地必有其物。地势高的地方属于阴气所治，地势低的地方属于阳气所治。阳气盛的地方气候温热，万物生化往往先四时而早成；

阴气盛的地方气候寒冷，万物常后于四时而晚成。如喜欢湿润环境生长的车前草，种子和全草均具有利水之效；湿润、寒冷环境生长的附子，耐寒性能强，回阳救逆功能凸显；炎热、干旱条件下种植的西瓜，清热、解暑、利尿效果好。

大多数的中药材均以天然的植物、动物及矿物直接入药。这些天然药物的生长或形成，都离不开一定的自然条件。我国疆域辽阔、地形复杂，生态环境差异明显；在某地区适宜于某些植物的生长，而不宜于另外品种植物的生长。即使是分布很广的物种，也由于自然条件不同，其药用质量各异。因此天然药材、人工栽培多数需要一定的地域性，即道地产区、道地药材。有学者开展黄芩解热、抗炎作用比较发现，河北隆化等道地产区的药效明显优于非道地产区。另如黄花蒿所含青蒿素，因日照等差异，南方生长明显高于北方，古人即有“诸药所生，皆有境界”“用药必依于地”“地产南北相殊，药力大小悬隔”等论述。中药材历来讲究原产地，如甘肃的当归、河南的地黄等；而板蓝根、人参等中药材，离开原产地栽培后，虽然外形和正宗产地相差无几，但其有效成分差别巨大，甚则无效。

古代典籍表示不同地区或者某个特定地区的某种中药材质量会优于其他地区的相同种类药材，因此也有“土地所出、真伪新陈、各有其法”的描述，说明不同产地的中药材存在一定的质量差别。产地差异会从地理位置、土壤性质、海拔高度等因素对中药材的药性产生一定的影响，从而影响临床疗效。以中药挥发油为例，其成分、含油量等受产地的影响确实有一定的差异，但产生该差异的原因较为复杂。挥发油不一定是药物起效的主要成分，道地药材提取所得挥发油的质量并非一定高，如细辛为东北地区道地药材，其挥发油主要药理活性成分为甲基丁香酚，但辽宁细辛挥发油中甲基丁香酚含量却比四川、云南、湖南等南方地区都要低。因此，环境地域、气候条件等是相对而言的，不能完全认为道地药材所含挥发油就一定优于其他地区药材。

中医药理念中的“气有不同，地势使然”强调了地理因素在中医治疗中的重要性。地理因素包括气候、地形、草木资源等，它们影响中药的质量和适用性，是保证中医药疗效的重要因素之一。

根叶花实，采之有时

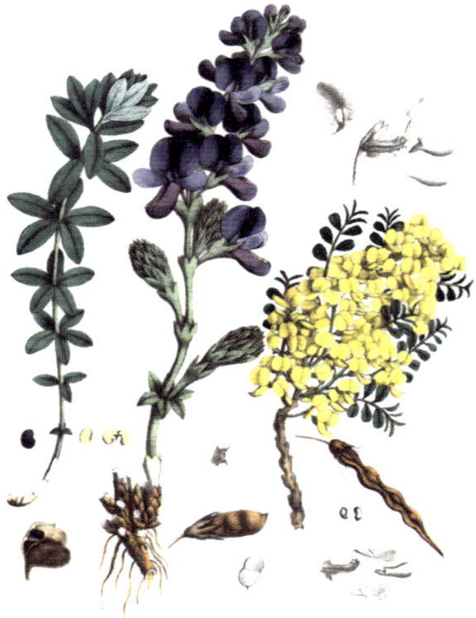

中医药拥有悠久的历史和深厚的文化底蕴，中药材是其中不可或缺的一部分，“根叶花实，采之有时”则强调了中药材采集的时机对于药效的重要性。“药王”孙思邈非常重视药物的采收季节，强调药物采收季节影响药物的疗效：“夫药采取，不知时节，不以阴干曝干，虽有药名，终无药实，故不依时采收，与朽木不殊，虚费人功，卒无裨益。”

根、叶、花、实，代表了中药材的不同部分。在中药的使用中，不同的部位常常具有不同的药效和应用，采集的时机也至关重要。根部通常在秋季采集，因为此时植物的生长活动主要集中在地下，根部的有效成分更为丰富。叶部通常在春季采集，因为植物的养分在此时主要被储存在叶子中。花部通常在花开时采集，因为此时花朵的香气最浓郁，药效最佳。果实部通常在秋季采集，因为此时植物的果实成熟，内含的种子或果实中的有效成分达到了最佳状态。这一原则的实际应用在中医药中非常广泛，有助于最大限度地保留药材的药效。例如活血行气、祛风止痛的中药材川芎，药用部位是根茎，茎上节盘显著突出的夏季是采集的最佳时机。药材采集的时机直接影响其药效和品质，在适当的时机采集药材能够获得更丰富的有效成分，从而提高药效。而如果采集时间不当，则可能导致药效降低或者成分不完整，影响药材的品质。如霜桑叶，即经霜后采收的桑叶，其采集时间多为深秋或初冬经霜后。霜桑叶具有上乘品质，这在《本草纲目》《齐民要术》《本草蒙筌》等医药本草或典籍中都有记载。

“凡诸草木昆虫，产之有地，根叶花实，采之有时。失其地则性味少异；失其时则气味不全。”民间也有“当季是药，过季是草”“三月茵陈四月蒿，五月六月当柴烧”“知母黄芩全年刨，唯独春秋质量高”等农谚。中药材采集时机的选择不仅影响其药效，还直接关系到中药资源的可持续利用。不合理的采集时间可能导致中药资源的过度开发，破坏生态环境，影响中药资源的可持续性。因此，中医药领域一直在强调采药的合理时间和方法，以保护自然生态系统，维护中药材的品质和可持续利用。

修合无见，存心天知

生活中估计很多人有到医院、诊所找中医大夫诊疗疾病、养生保健并开具中药处方的经历，但对大夫开的处方包含的是中药、中药材，还是中药饮片可能不是很清楚。中药是指在中医理论指导下，用于预防、治疗、诊断疾病并具有康复与保健作用的物质；中药材是指在中医药理论指导下，所采集的植物、动物、矿物经产地加工后形成的原始药材，可供制成中药饮片、提取物及中成药；而中药饮片系指中药材经过炮制后可直接用于中医临床或制剂生产使用的处方药品。从中可以看出，大夫开的处方必须是中药饮片，是据调配或制剂的需要，对经产地加工的净药材进一步切制、炮制而成的成品，

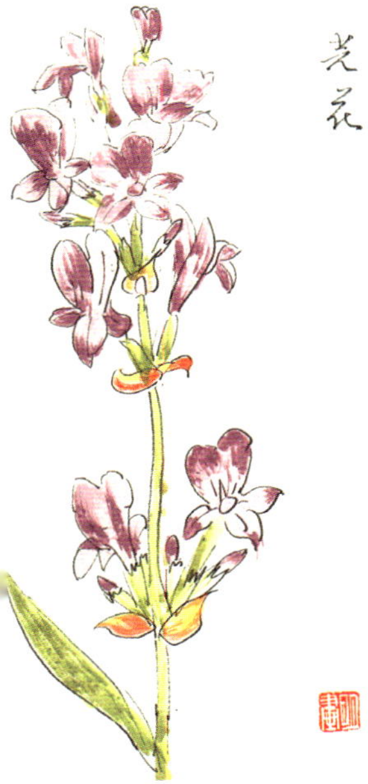

《中华人民共和国药典》也是这样规定的。

中药成分复杂，常常是一药多效，多通过炮制、配伍、用量等形式来实现，故中医治病往往要根据病情，选择利用药物的特定作用，炮制工艺是否合理、方法是否恰当，直接影响到临床疗效。而中药炮制就是通过制其形、制其性、制其味、制其质，来影响药物的四气五味、升降浮沉、归经和毒性，以适应不同疾病证型治疗的需要。《珍珠囊补遗药性赋》记述：“芫花本利水，非醋不能通。绿豆本解毒，带壳不见功”“炮爁当依法，方能专化工。”因为大部分药材常含有杂质或具有一定的毒性等，需要经过一定的炮制处理，才能达到使药材洁净利于贮藏保管、矫臭矫味利于服用、降低或消除药物的毒性或副作用，保证安全用药、改变性能扩大应用等目的。

古训“修合虽无人见，存心自有天知”“炮制虽繁必不敢省人工，品味虽贵必不敢减物力”，意思是制作工序虽然烦琐但不敢节省人工，炮制原料虽然昂贵但不敢偷工减料，这是所有炮制人心中必须恪守的准则。中药入患者之口，疗伤者之疾，其自采集、净选、加工，每一步都必须谨慎小心，不省人工，不减物力，是对中医临床的保证，也是对患者安全的承诺。“良心良药，济世济人。”制药人内心一直坚守“取其地、采其时、遵其古、炮其繁”的训条。

中药炮制是我国的一项传统中药制药技术，制药如练兵，率未练之兵不能克敌制胜，用未炮之药难得药到病除，《本草蒙筌》有言：“凡药制造，贵在适中，不及则功效难求，太过则气味反失。”可见炮制是否得当对保障药效、用药安全、便于制剂和调剂都有十分重要的意义。如川乌、附子等经蒸煮，使乌头碱水解为毒性较小的乌头原碱，毒性降低；斑蝥米炒方可使斑蝥素升华，降低毒性，而生用易致吐泻；延胡索醋制后生物碱变成醋酸盐，醋酸盐水溶性大，可使其有效成分的溶解度大大提高（汤剂中有效成分含量增加）而加强止痛药效。炮制过程中，必须具备高度的责任感，以道德高标准要求制药之心，修制合度务必精专，分量无差。某些炮制法确实有其作用，但如果炮制过度，就会走向反面，炮制过程亦切忌大费工本、欺诳患者。炮制法之繁简，必须根据中药本身的性质和疾病的需求，以减毒、增效为最终目的。

水火平衡，炮制之道

人体内的水火平衡是生命活动的基础。“水火者，百姓之所饮食也。”水和火都是自然界中十分常见和重要的物质，为人们生活、生产所必需。水主静，性寒凉，趋下滋润而闭藏；火主动，性温热，升腾炎上而温煦。水代表着阴津，是生命的物质基础；火代表着阳气，是生命活动的动力。水火相互依存，相互制约，共同维持着人体的正常生理功能。“天地运而相通，万物总而为一。”

生理状态下，水与火维持着相互的统一与平衡，“润物细无声”地推动着生命活动，也就是中医常

说的“水火既济”“水火平衡”的“阴平阳秘”状态。当这种动态平衡被打破时，就出现了阴阳的偏胜、偏衰，也就是我们所说的“疾病”。中药是中医治疗疾病的工具，凭借的是中药特有的四气、五味、归经等各种自然属性，意即借助中药的阴阳偏性来干预、影响人体的阴阳偏性，恢复到阴阳动态平衡的状态。当单独一味中药达不到这种能力时，需要借助配伍、炮制等补充其“影响力”，其中炮制改变原有性能、适应不同临床需求、扩大治疗病症类型。

“凡合和汤药，务在精专，甄别新陈，辨明州土，修制合度，分两无差，用得其宜，病无不愈。”中药材大多是生药，其中不少药材必须经过特定的炮制处理，才能符合治疗需要而充分发挥药效，我们很多生活常识也验证了这种思路。如山东的老百姓夏季雨后到山上采野蘑菇，采了蘑菇并不是我们想象的立刻品尝鲜美之味，有经验的老百姓是采回家不清洗就及时晾晒，借助阳光的“火”性制约阴寒潮湿的“水”性，否则很多人不能耐受“鲜美”而出现腹泻等胃肠道不适，这应该就是最朴素的炮制。

中药炮制“水火平衡”的根本就是追求阴阳制约的过程，也是影响药性的常规手段。晾晒、干燥、煮炒等火制以降低药物寒凉之性，漂洗、浸泡、闷润等水制以减低药物燥烈之性。常见火制法有炒、炙、煅、煨等，水制法有漂洗、浸泡、闷润、喷洒等，而水火共制法有煮、蒸、炖等。

中药炮制的目的是减毒增效。其中水制法多是为了净制药材，如蝉蜕有时含大量杂质；保存药效或改变药性，如苍术燥性与挥发油有关，而米泔水浸能使挥发油含量降低，起到“缓和药性”的作用；去除毒性等不良反应，如《伤寒杂病论》中有毒的生半夏多“汤洗”，质地轻的“戟人咽”成分草酸钙针晶悬浮在黏液多糖所形成的胶体液体中，用大量的水进行“汤洗”，最终使黏液细胞中的多糖成分被洗掉，草酸钙针晶也因悬浮在胶体溶液中而被洗掉；去除异味，如海藻、昆布等漂去盐分；便于切制，泡润槟榔便于切片等。火制、水火共制的目的多为干燥药材，如种子药材白扁豆、赤小豆等，必须加热干燥，才能防止萌动变质；降低不良反应，如胆巴水制附子等均能降低不良反应；增强药物功能，提高临床疗效，如淫羊藿用羊脂炒后，有助于黄酮类壮阳成分溶出，增强补肾助阳作用。

“中药不效，炮制不到。”大多数中药临床应用不但需要炮制，还要选择恰当的炮制，才能真正做到为临床服务的中药“安全、有效、稳定、可控”。“炮制不明，药性不确，则汤方无准，而病症不验也。”

生熟异治，暗藏玄机

火的发现与利用对人类历史产生了深远的影响，它为人类提供了温暖、光亮和烹饪食物等功能，推动了人类文明的发展。熟食不仅使食物，尤其是肉的味道变得可口、有营养，而且更易于消化、吸收，进一步促进了人类的生存、健康和繁衍。

中医药是中华民族生活经验与常识的归纳和总结，其发展、繁荣的根本原因就在于吸收、消化、融入了同时代的科学技术，及时享受了火发现和利用的“红利”，用于中药的炮制以更好地服务健康。

中药生熟不仅从药性及外形上发生了变化，而且从化学成分和药理作用方面也发生了变化。研究中药生熟的炮制原理和变化机制，有助于阐释中药临床应用的“生泻熟补、生毒熟减、生效熟增、生寒熟温、生升熟降”等现象。

“药之生熟，补泻在焉”“补汤宜用熟，泻药不嫌生”更多体现的是生熟改变药物的性能。何首乌生用时能解毒散结、滑肠致泻，经用黑豆汁拌蒸后，滋阴补肾、养肝益血、乌须发作用增强；生三七止血作用最明显，熟三七能够促进骨髓细胞增殖，从而达到补血的功效；生地黄经过九蒸九晒制成熟地黄，其药性由凉变温，生地黄偏于凉血止血，而熟地黄偏于养血补血；薏苡仁生用清热利水除湿，主治肺痈、肠痈、小便不利，炒后产生香气有健脾止泻作用；大黄生用泻下作用峻烈，走而不守，直达下焦，但易伤胃气，熟大黄则能活血祛瘀，而泻下作用减弱。

“制其太过，扶其不足。”有些药物的峻烈之性或不良反应，往往对临床疗效产生不利影响，而中药炮制的目的恰在于此。如山楂味甚酸，炒焦后可降低酸味，减少对胃的刺激性；生白术主要偏于健脾燥湿、利水消肿，白术经麦麸高温炒制后挥发油含量降低，缓和其燥性，减少了对肠胃的刺激，健脾益气作用显著增强。

临床用药应尽量避免药物本身毒性对机体产生不良影响及损害性，而减毒本身就是炮制的主要目的。如白果生品有小毒，沸水煮白果能够通过银杏毒的溶出起到物理减毒的效果，长时间的炒制、微波和烘烤能对白果中的银杏毒起到热解作用；大毒的马钱子多砂烫或油炸炮制后应用，原因是使其士的宁及马钱子碱开环氧化，形成异士的宁的氮氧化物及异马钱子碱的氮氧化物以减毒。

用热用火的炮制增强疗效的临床用药更是比比皆是。如凉血止血的地榆，炒炭后其止血成分 3、3、4- 三甲氧基鞣花酸增加，止血效果增强；补肝肾的杜仲，盐炒后明显促进雄性小鼠的生长发育，增加小鼠生长峰值期的生长量，对骨质疏松也有良好的治疗作用；潜阳补阴、重镇安神的牡蛎，煅后溶解度明显增高，效果增强。

目前关于中药生熟异治机制的研究，多从化学成分改变来推测其作用变化，无法体现中医药原创思维、整体观念的特色。因而，应加强对中药生熟异治的挖掘梳理，为中药药性理论研究及临床用药提供借鉴。

03

法则天地，道理泰然

药有七情，和合用之

从中药的发展史来看，医药萌芽时代治疗疾病一般多采用单味药物的形式，后来由于药物品种日趋增多，对药性特点不断明确，对疾病的认识逐渐深化，且疾病多表现为数病相兼，因而用药也就由简到繁出现了多种药物配合应用的方法，并逐步积累了配伍用药的规律。药物配合应用，相互之间必然产生一定的作用，有的可以增进原有的疗效，有的可以相互抵消或削弱原有的功效，有的可以降低或消除毒性反应或副作用，也有的合用可以产生毒性反应或副作用。药物配伍关系，分述如下。

单行，即单用一味药来治疗某种病情单一的疾病，对于病情比较单纯的病证，往往选择一种针对性较强的药物即可达到治疗目的；如丹参片治疗胸痹心绞痛等，都是行之有效的治疗方法。相须，即两种功效类似的药物配合应用，可以增强原有药物的功效，是中药配伍应用的主要形式之一；如全蝎、蜈蚣同用能明显增强平肝息风，止痉定搐的作用，

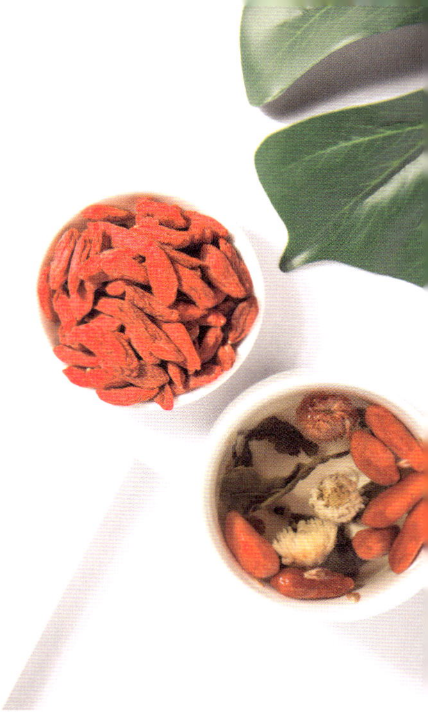

临床治疗动风抽搐效果会更佳。相使，即以一种药物为主，另一种药物为辅，两药合用，辅药可以提高主药的功效；如枸杞子配菊花治目暗昏花，枸杞子为补肾益精、养肝明目的主药，菊花清肝泻火、益阴明目，可以增强枸杞补虚明目的作用。相畏，即一种药物的毒副作用能被另一种药物所抑制；如半夏畏生姜，即生姜可以抑制半夏的毒副作用，生半夏可令人咽痛喑哑，用生姜炮制后成姜半夏，其毒副作用大为缓和了。相杀，即一种药物能够消除另一种药物的毒副作用；如生姜杀半夏，即生姜可以抑制半夏的毒副作用。相畏和相杀没有质的区别，是从自身的毒副作用受到对方的抑制和自身能消除对方毒副作用的不同角度提出来的配伍方法，也就是同一配伍关系的两种不同提法。相恶，即一种药物能破坏另一种药物的功效；如人参恶莱菔子，莱菔子能削弱人参的补气作用。相反，即两种药物同用能产生剧烈的毒副作用；如甘草反甘遂，二者同用后毒性增强。

一般情况下，相须、相使可以起到协同作用，能提高药效，是临床常用的配伍方法；相畏、相杀可以减轻或消除毒副作用，以保证安全用药，是使用毒副作用较强药物的配伍方法，也可用于有毒中药的炮制及中毒解救；相恶则是因为药物的拮抗作用，抵消或削弱其中一种药物的功效；相反则是药物相互作用，能产生毒性反应或强烈的副作用，故相恶、相反则是配伍用药的禁忌。

君臣佐使，御邪除病

社会的和谐与繁荣，离不开社会各部门的协调配合。各部门各司其职，保证社会各方面的正常运转，有部门发挥主导作用，就有部门发挥配合和辅助作用。同样，在临床应用中，中药的配伍也需要各司其职，互相配合，这就是所谓的“君臣佐使”配伍原则。

“君臣佐使”最早见于《黄帝内经》，是中医方剂学的重要理论之一。它将药物在处方中的作用和地位进行了明确的划分，以传统形象中的“君、臣、佐、使”四者来描述药物之间的相互配合与制约关系。通过精细的药物组合，调和人体阴阳，平衡气血，从而达到御邪除病、恢复健康的目的。

“君药”，乃方剂之主药，犹如一国之君，统揽全局，决定方向，针对病症的主要矛盾，直击要害。如治疗风寒感冒的麻黄汤中的麻黄便是君药，以其辛温之性，发汗解表，驱散寒邪，是治疗感冒的最根本药物。

而“臣药”则如同忠诚的臣子，紧随君侧，或增其力，或补其短，辅助君药加强治疗作用，或针对兼病或兼症的药物。在麻黄汤中，桂枝便扮演了臣药的角色，不仅助麻黄发汗解表，还能温通经脉，缓解因寒邪凝滞而致的周身疼痛等不适。君臣相得益彰，共同抵御外邪，恢复机体平衡。

“佐药”更像是御史大夫，君主决策正确则支持，不正确则约束。佐助者，用于协助君药、臣药加强治疗作用，或直接治疗次要症状；佐制者，则用于制约君药、臣药的毒性或烈性，防止其对人体造成不必要的伤害。佐药在方剂中灵活应变，确保治疗过程的安全与有效。在四君子汤中，佐药茯苓补利兼优，不仅增强了补气健脾的功效，还通过渗湿利水，避免了补气药人参、白术可能引起的壅滞。

那么传达命令的就是“使药”，使药如同信使，穿梭于人体经络之间，确保药物能够精准送达，发挥最大效用。能引导诸药直达病所，或调和诸药，使全方成为一个有机的整体，劲往一处使，集中力量办大事。在方剂中，甘草常被用作使药，它不仅能调和诸药，还能缓急止痛，增强全方的治疗效果。

君臣佐使的配伍原则，使处方不再是中药的简单堆砌，更是一种追求和谐共生的哲学思考。启示我们，在复杂的生命体系中，各要素需相互制约、相互促进，才能达到最佳状态。正如自然界的生态平衡，中医药通过精妙的配伍，实现了人体内环境的稳定与和谐，从而达到御邪除病的目的。这种理念，与现代医学追求的“整体治疗”“个体化治疗”不谋而合。现代医学强调科学理论与技术的支持，通过系统观察、实验和分析来改善人类健康状况；

而中医药则注重整体观念和辨证论治，通过“君臣佐使”等配伍原则实现疾病的个性化治疗。这种配伍智慧，在丰富现代医学治疗手段的同时，更深刻地影响了现代人的健康观念。它让我们意识到，健康不是简单的“头痛医头，脚痛医脚”，而是需要综合考虑身体各系统的协调与平衡。正如《素问·至真要大论》所言：“君一臣二，制之小也；君一臣三佐五，制之中也；君一臣三佐九，制之大也。”

治有缓急，方有大小

中药学以治疗范围的广泛和中药方剂的多样而闻名于世，其独特之处在于灵活性和个性化治疗的理念，这使得中医师能够根据不同疾病和患者的需求，灵活选择中药方剂，实现最佳的治疗效果。

中药方剂可以根据疾病的不同症状和严重程度进行调整，以确保最佳治疗效果。中医师在治疗过程中不仅可以选择不同的中药药材，还可以灵活调整剂量和配方，以满足患者的个体化需求。这一灵活性使中药在应对不同疾病和症状时表现得十分有效。不同的疾病和症状需要不同的处理方式，而中药的灵活性使得中医师可以根据病情的轻重缓急采取相应的措施。在面对紧急的病情时，可能需要快速、强力的治疗，而在处理慢性疾病时，则可能需要长期的温和调理。因此，中药的个性化治疗能够更好地满足患者的需求，提高治疗效果。

中药的剂量和配方也需要根据病情的轻重缓急进行调整。中医师依靠丰富的临床经验，确定每味中药的适当剂量，以确保治疗效果和安全性。以补血药物白芍为例，为增强其镇静和抗炎作用，中医师可以使用较大剂量，以更好地应对患者的具体病情。在面对情绪失调引起的肝气郁结时，中医师可以增加柴胡疏肝散中柴胡的用量，以舒缓情绪、疏通肝气，达到平和情绪的效果。针对寒凝阻滞引起的症状，比如寒痹性关节炎，中医师可以增加当归四逆散中当归的用量，以温经活血，缓解疼痛和僵硬感，提高治疗效果。

中药方剂的组方大小也应由疾病的新久、缓急等因素来决定。在临床用药和评价药物疗效时，应充分考虑到各种因素对实际利用量的影响，以确保用药能够获得预期的疗效。只有全面考虑患者的具体情况和疾病的本质，才能制定出更为科学合理的中药治疗方案。

中药学以其灵活性和个性化治疗的理念，为临床治疗提供了丰富的选择。中医师在运用中药治疗时，应根据患者的病情特点，采取灵活、个性化的措施，以确保最佳的治疗效果。通过深入了解疾病的本质和患者的具体情况，中药学的应用将更加科学、准确，为患者的健康提供更为全面的支持。

药各有偏，久服生弊

“致中和，天地位焉，万物育焉。”中华民族历来尊崇的就是“和合”思想，积极维护天地人的平衡状态。

中医学认为任何疾病的发生发展过程都是致病因素（邪气）作用于人体，引起机体正邪斗争，从而导致阴阳气血偏盛偏衰或脏腑经络功能活动失常的结果。中药、针灸、拔罐等的基本作用就是消除病因，扶正祛邪，纠正机体阴阳气血偏盛偏衰的病理现象，恢复脏腑的正常生理功能，达到治愈疾病、恢复健康的最终目的。

纠正疾病的阴阳气血偏盛偏衰状态，一般就需要借助中药为手段或方法。而中药也是借助自身具有的特性和作用来发挥调整偏胜偏衰，即以药物的偏性来纠正疾病所表现出来的阴阳偏盛偏衰。中药的这种偏性是药物性质与功能的高度概括，基本内容多包括四气五味、升降浮沉、归经、有毒无毒、配伍、禁忌等。

药物的偏性是针对机体的偏性而发挥治疗作用，治疗的前提是机体出现了阴阳气血的偏盛偏衰。古人常把药物的偏性看作是药物的毒性，把毒药看作是一切药物的总称，“是药三分毒”“攻其病则谓之毒药”“毒药者，总括药饵而言，凡能除病者，皆可称之为毒药”“药以治病，因毒为能，所谓毒者，因气味之有偏也”，而狭义的毒性是药物不良反应大小的标志。

“进补必须识补，误补反而有害。”补虚药是以补虚扶弱为主要作用的，其作用在于以其性之偏纠正人体气血阴阳虚衰的病理偏向。不正当的依赖补虚药强身健体，可能破坏机体阴阳之间的相对平衡，导致新的病理变化。使用补虚药也应注意，防止不当补而误补。邪实而正不虚者，误用补虚药有“误补益疾”之弊。也要避免当补而补之不当，不分气血、不别阴阳、不辨脏腑、不明寒热，盲目使用补虚药，不仅不能收到预期的疗效，而且还可能导致不良后果。如熟地黄滋阴补虚，适用于年长且阴虚的患者，如果年轻人或阳虚体质长期服用，可能导致阴阳不调，出现不适症状；黄芪具有益气固表、增强免疫力的作用，但对于阴虚体质的人来说，长期大量使用黄芪可能导致阳气偏盛，表现为口干、口渴等症状。

药各有偏，久服生弊。生活中大部分人认为百益无害的“补法”“补药”应用不当就会出现这么严重的不良反应，更何况“虎狼药”大黄、附子等。即使慢性病患者，服用功效平和的中药也应在大夫指导下严格辨证，不宜自行常服、久服自认为的“安全药”。“至虚有盛候，反泻含冤，大实有羸状，误补益疾。辨之不可不精，治之不可不审。”

04

水火宜忌，道本必然

调和五味，汤剂之始

伊尹是商朝初年著名政治家、思想家，是已知最早的道家人物之一，也是中华厨祖，被奉为“烹调之圣”“食疗始祖”。因为母亲居住在伊水之上，故以伊为姓氏，他本名“挚”，“尹”是他的官职。伊尹生卒年不详，据说夏朝末年生于空桑（一说今河南杞县，一说今河南伊川，一说今山东曹县，一说今陕西合阳）。

伊尹自幼聪明颖慧，勤学上进，不仅有很高的烹调技术，还深谙治国之道。据说伊尹因为研究尧舜禹等明君的治国之道而远近闻名，因此商代的建立者汤三番五次备上厚礼聘请他为师。后来汤与有莘氏通婚，伊尹作为“有莘氏女师仆”（《墨子·尚贤》），陪嫁来到商汤王身边，之后教汤效法尧舜的施政之道，以德治天下，约公元前 16 世纪初，汤在伊尹的辅佐下，不断积聚力量，终于灭夏而建商，伊尹也为商朝的建立立下汗马功劳。

商朝建立后，商汤便封伊挚为“尹”。在《史记·殷本纪》中，皇甫谧注云："尹，正也，谓汤使之正天下。"意思是伊尹将以身作则，作天下楷模。他任丞相期间，整顿吏治，洞察民情，使商朝初年经济繁荣，政治清明。商汤死后，伊尹辅佐卜丙、仲壬二王。

伊尹用"以鼎调羹""调和五味"的理论来治理天下，也就是后来老子所说的"治大国，若烹小鲜"。正是由于其精于烹调，所以能接触和认识到一些植物既是食物又是药物的知识。他不但掌握了精湛的烹调技术，还总结出不少治疗经验。

《吕氏春秋·孝行览》曾记载伊尹"调和五味"的理论："凡味之本，水最为始，五味（酸、苦、甘、辛、咸）三材（水、木、火）九沸九变……时疾时徐，灭腥、去臊、除膻，必以其胜，无失其理。"

五味，一般指酸、苦、甘、辛、咸，此外还有淡味和涩味等。味的确定最初是依据药物的真实滋味。如黄连、黄柏味苦，甘草、枸杞味甘，桂枝、薄荷味辛，乌梅、木瓜味酸，芒硝、食盐味咸等。后来又将药物的滋味与作用相联系，用"味"来解释和归纳其作用。如辛味药能发散、行气、行血，酸味药能收敛固涩。

伊尹之所以如此有名，还因为“汤液始于伊尹”的传说，很多史料记载，中药汤剂创始人就是伊尹。

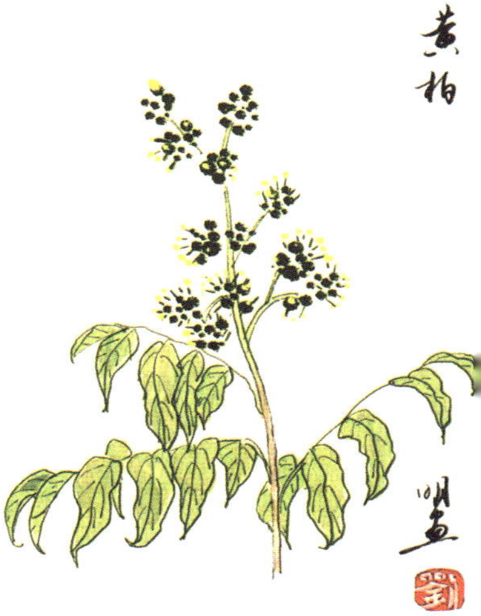

上古时期，人们服药一般将单味药物嚼碎后吞下，这种方法不仅服用不便，还不能很好地控制药量。后来，火的应用、陶器的出现都促进了汤液的诞生。汤液比生食草药有更多好处，不仅出现了多种药物混合应用，为单味药向方剂过渡创造了条件，通过煎煮，还减轻了药物的毒性，增加了用药的安全性。

伊尹对于天文地理无所不通，最拿手的是用草药治病救人，而且效果神奇，药到病除。《汉书·艺文志》中有《汤液经法》32 卷，大部分的医家都认为此书是伊尹所撰。晋代皇甫谧在《针灸甲乙经·序》中指出：“伊尹以亚圣之才，撰用《神农本草》以为《汤液》。”元代王好古也肯定了伊尹的功绩：“神农尝百草，立九候，以正阴阳之变化，以救性命之昏札，以为万世法，既简且要。殷之伊尹宗之，倍于神农，得立法之要，则不害为汤液。”

伊尹在商除了拥有厨师、丞相、汤液之祖的身份外，他还是一名巫师。商朝也是非常崇信鬼神的时代，故大小事都是先通过占卜问吉凶。在上古时期，巫、医、史是合一的，巫师本身就兼有医生和史官的功能，伊尹作为商代第一大巫师，具有非常崇高的地位。

在东汉许慎著的《说文解字》中，“尹”字的解释是“治”的意思。“尹”象手执针之状，示以针刺治愈人的疾病。“尹”作为官名，也是医疗治调的引申意。因此，有人认为伊尹的意思就是来自伊水的巫师。

医食同源，也可从伊尹的身上得到证明。伊尹在与汤王论烹调时曾讲到“阳朴之姜，招摇之桂”，说明烹调佐料还有产地的讲究，犹如后人常说的“道地药材”。这些食俗影响到医药便产生了汤液。最初的“汤头”有许多是医食两用之品，典型的例子是桂枝汤（桂枝、芍药、甘草、生姜、大枣），其配伍显然是从烹调调味引申而来。烹调讲究“火候”，不少方剂煎法也有文火、武火的讲究。“汤方”的兴起和食俗有内在的联系，所以称为“医食同源”。

对于伊尹创制汤液的贡献，历代医家把黄帝、神农和伊尹并称为“三圣人”，认为“隐医医之为道，由来尚矣。原百病之起愈，本乎黄帝；辨百药之味性，本乎神农；汤液则本乎伊尹。此三圣人者，拯黎元之疾苦，赞天地之生育，其有功于万世大矣”。

在伊尹之后，医家们还发明了丸、膏、丹、散、贴等剂型，但汤液依旧是使用最广泛的剂型。

相守本草，冰火两重

我们时常有这样的感受，一碗姜汤下肚，全身都感觉热了起来，一撮冰片往身上一敷，皮肤一下就凉了起来。这是因为中药有寒凉与温热之分，《神农本草经·序例》记载：“药有酸咸甘苦辛五味，又有寒热温凉四气。”四气就是“寒热温凉”四种不同的药性，又称四性。

古人认为，万物皆生于天，中药也不例外。中药来源于自然界的植物、动物、矿物，在生长过程中，除了与其周围的环境有关，还要受到大自然气候的影响。比如古代医家李中梓就以四时之气说明气候变化与药物寒热温凉的关系。他说“四时者，春温、夏热、秋凉、冬寒”，认为药性属温的，与春天联系密切；属热的，与夏天联系密切；属凉的，与秋天联系密切；属寒的，与冬天联系密切。春生夏长，秋收冬藏，因此认为，四气的来源与季节有关。

也有一部分人对四气的来源持不同观点。清代医家徐大椿说“入腹则知其性”，认为中药四气的确定与服用药物后，人体出现的反应有关。例如，感受风寒后，会有怕冷、发热、流清涕、小便清长、舌苔白等症状，是寒证的表现。这时可以用紫苏、生姜煎汤，服用后患者发汗，上述症状就会痊愈，说明紫苏、生姜的药性是温热的。如果生了疮疡，局部红肿疼痛，伴有小便色黄，大便秘结，舌苔黄等症状，就是热证的表现。可以用金银花、连翘等来治疗，说明这两味药物的药性是寒凉的。

四性以外还有一类平性药，它是指药性的寒热界限不明显、药性平和、作用缓和的一类药，如党参、山药、甘草等。平性能否入性，各医家见解不同。

因此，四气的划分有二分法、三分法、五分法等不同的分类方法。

二分法认为，寒凉与温热是相对立的两种药性，而寒与凉之间、温与热之间仅是程度上的不同，即“凉次于寒”“温次于热”，从本质而言，只有寒热两性的区分。

三分法首见于唐代《唐六书·尚药奉御》，曰“三性，谓寒、温、平”。

五分法是李时珍首先提出来的。《本草纲目》说“五性焉，寒、热、温、凉、平”，主张“平应入性”，比如天麻性平，凡是肝风内动导致的惊厥抽搐，不论寒热虚实皆可应用。然而也有不少医家认为虽称平性，但实际上也有偏温、偏凉的不同，比如甘草性平，生用性凉，炙用则性偏温，所以平性仍未超出四性的范围，只是相对而言的，它不是绝对的平性。

四气之中寓有阴阳的含义，寒凉属阴，温热属阳。《素问·生气通天论》记载：“阴平阳秘，精神乃治，阴阳离决，精气乃绝。”“阴平阳秘”就是阴阳之间相对的动态平衡。如果我们把身体维持在一个阴阳平衡的状态时，病邪就无法侵入人的身体致病。假如人体出现了阴阳不平衡，也就是“偏胜偏衰”的状态，人体就会生病，这时我们就需要用药物来治疗。

证有寒热之分，药物也有温凉之异。我们常听到的“疗寒以热药、疗热以寒药”或“治寒以热、治热以寒”，都是临床用药必须遵守的原则。

掌握中药的四气，可以指导临床用药。在中医理论的指导下，明确疾病的阴阳盛衰，有针对性地选择寒凉之性或者温热之性的药物，才能切中病情，发挥治疗效果。如果阴寒证用寒凉药，阳热证用温热药必然会导致病情进一步恶化，甚至引起死亡。李中梓《医宗必读》记载：“寒热温凉，一匕之谬，覆水难收。”王叔和也曾说过：“桂枝下咽，阳盛则毙；承气入胃，阴盛以亡。”意思是阳盛的患者服用了温热的桂枝，阴寒的患者服用了泻热的大承气汤，都会导致病情加重甚至死亡。所以厘清寒、热、温、凉四气，才能更准确地治疗疾病。

水有冷热，火有文武

汤剂是中药最为常用的剂型之一，自商代伊尹创制汤液以来沿用至今，经久不衰。汤剂的制作对煎具、用水、火候、煮法都有一定的要求。

首先是煎药用水。在古代，中医煎药用水甚为讲究，会根据不同的药材来选用不同的水，不像现在，不论煎何种中药，均是用自来水或纯净水。古时曾用长流水、井水、雨水、泉水、米泔水等煎煮。

《红楼梦》第七回中，薛宝钗得了一种病，延请许多名医进行医治，均不见效，后来遇到一位癞头和尚，说是胎里带来的热毒，于是开了一个“海上方”，另外给了包药末子作引子。宝钗服后很快见效。这个“海上方”除了四种花的花蕊，即春天的白牡丹，夏天的白荷花，秋天的白芙蓉，冬天的白梅花，还有雨、露、霜、雪和蜂蜜。

露、霜、雪、雨都是古代煎煮中药常用的水，露水是指秋露频繁时收集的水，可以煎煮祛暑、润肺之类药物。雪水多是冬天收集，性大寒，适合煎煮治疗天行时气瘟热、癫狂等疾病的寒凉药。雨水是指立春时的雨水，其味咸性平无毒，具有升发之气，可用来煎煮发散及补益类药物。

此外还有液雨、井水、温汤等。立冬后十日谓入液，至小雪为出液，在这段时间里收集的雨水叫“液雨”，适合煎煮杀虫、消积类药物。井水多用

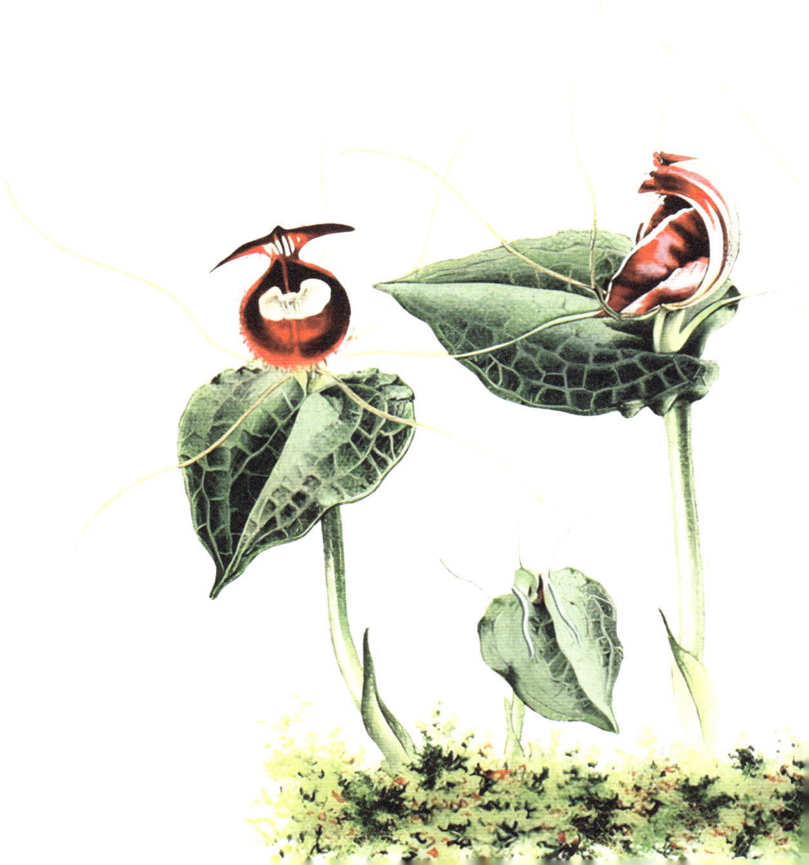

来煎熬治热痢、反胃、消渴等的药物及补阴、退虚火的药物。温汤是指温泉水，多用来煎煮中药后外洗，治疗疥癣、皮炎、风湿关节疼痛、半身不遂等疾病。

除了这些常用的水，还有些不常见的水，比如东流水、逆流水、阴阳水等。东流水即江、河、溪水，

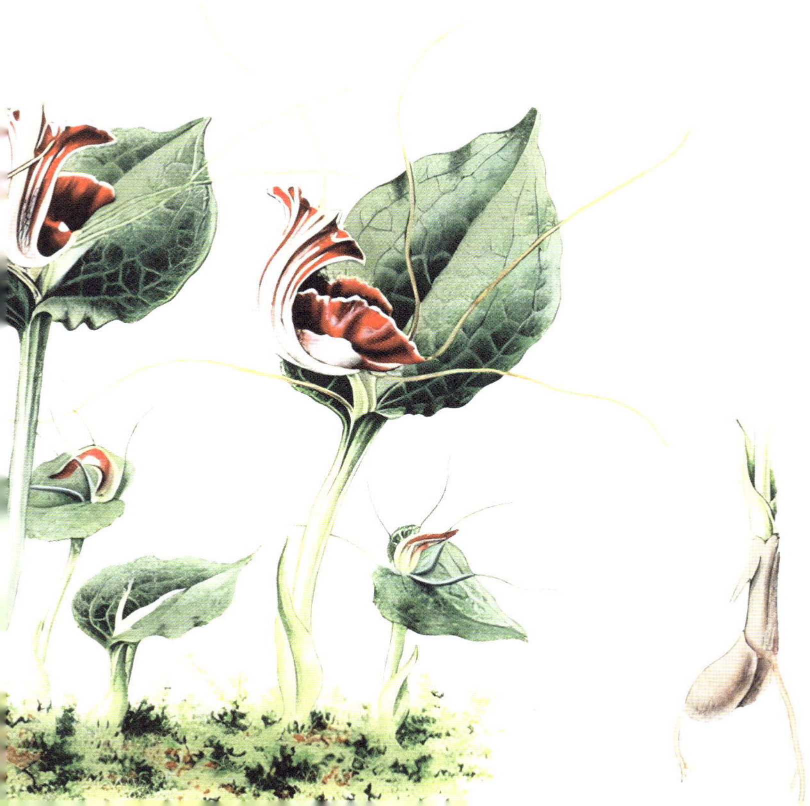

用来煎煮治疗病后虚弱、脾胃不足、劳后阴虚等疾病的药物。逆流水是江河中的洄澜之水，其性逆而倒上，古人取其流水不腐、新鲜、干净的特点，用来煎煮治疗中风、头风、疟疾等病的药物。阴阳水由生水、开水各半和匀，用来煎煮调中消食、涌吐之类药物。《医述》说："凡煎药用水，亦各有宜。"不同种类的水有其各自的功效特点，因此可以根据不同的疾病来选取水的种类。

除了用水很重要外，煎煮汤药的火候也非常关键。据说，惠州晚清诗人江逢辰是有名的孝子，人称江孝子。惠州的江孝子阡和江孝子亭就是后人为他而建。徐珂的《清稗类钞》中记载，江逢辰在母亲卧病期间，亲尝医药，衣不解带，尽心尽力地伺候母亲。以前的书生是"君子远庖厨"的，他想亲自煎药，自然难以掌握煎药的火候，一不小心就把水烧干了，药也煎煳了，于是他抱着药罐痛哭，大呼对不起母亲。

一名孝子为何因掌握不好煎药火候而失声痛哭呢？这是因为煎药的火候、时间长短均影响汤剂的质量。古人对煎药火候，有着近乎苛刻的要求。北宋沈括曾说："药有可以久煮，有不可以久煮者，有宜急火，有宜温火者，此煮炼之节也。"

煎药火力的大小，中医习称为"火候"。火候主要包括"文火"和"武火"。文火又称"慢火""弱火"，温度较低，水分蒸发缓慢。武火，又称"紧火""强火"，温度较高，水分蒸发较快。

煎药火力的强弱，直接影响汤剂成分的煎出。武火煎药，既可使药汤尽快煮沸而节省时间，又可使药气挥发少，杂质溶出少，药气厚而上升外达。文火煎药，既可使药汤不致溢出或过快熬干，又可使有效成分充分溶出，药味厚而下降内行。如解表剂适合用武火急煎，使"气足力猛"；滋补药适合先用武火煮沸，后用文火慢煎，使药汁浓厚，药力持久。

"武"字透露出"武将"所具有的"急"与"疾"的特点，重点是"快"，用武火煎煮的中药，其所治疾病需要快打猛攻以奏效。"文"字透露出"文臣"所具有的"稳"与"缓"的特点，重点是"和"，文火煎煮的药物多用于治疗病程长的疾病，缓和奏效。

我们在煎药时，若火力过强，水分很快蒸发，影响煎出率，且药物易于煎焦。火力过弱，煎煮效率低，药物的有效成分也不易煎出。一般掌握“先武后文”，即在沸前宜用武火，使药液很快沸腾，沸后用文火，保持微沸状态，以利于煎出药物的成分。

李时珍曾说：“凡服汤药，虽品物专精，修治如法，而煎药者鲁莽造次，水火不良，火候失度，则药亦无功。”由此可知，中药的煎煮方法直接关系到临床疗效的发挥。

先煎后下，因药制宜

生活中大家在保健、预防或诊病后，就是处方、配药，其实还有很重要的一个环节，就是煎药。许多患者拿了一大袋中药，回家后就犯难，不知怎样煎煮，尤其是里面还有先煎、后入等需要特殊煎煮中药，简直是眼花缭乱。大家知道我们做菜的时候，食材入锅是有先后的，调料放入也分先后，实际上中药煎煮时药物也有先后主次，或者其他更特殊的方法。做饭菜时的特殊炒法是为了营养和色香味，中药的特殊煎煮就是为了增效减毒。

首先，煎药器具比较理想的是砂锅，搪瓷锅、不锈钢锅也可以用来煎煮中药，不能用铁锅、铜锅等化学成分不稳定的器具，避免金属与中药产生反应，影响治疗效果。水现在多用自来水、井水、蒸馏水等，以水质洁净新鲜为好。一般先将药材浸泡 30~60 分钟，用水量以高出药面为度；一般中药煎煮两次，第二煎加水量为第一煎的 1/3~1/2；两次煎液去渣滤净混合后分两次温服。中药煎煮是讲究火候的，熬制中药一般先用武火，煎到药液开锅，再用文火维持。武火指的是火势急、火势大，易于使药液在短时间内开锅，文火指的是火势比较徐缓，也就是平常所说的慢火。“大都发散之药，及芳香之药，不宜多煎，取其生而疏荡。补益滋腻之药，宜多煎，取其熟而停蓄。此其总诀也。故方药虽中病，而煎法失度，其药必无效。”解表药、清热药宜武火煎煮，总体时间宜短，煮沸后煎 3~5 分钟即可；补养药需用文火慢煎，总体时间宜长，煮沸后再续煎 30~60 分钟。

某些药物因其质地不同，煎法比较特殊，开具处方时需加以注明。先煎是先将某味药物单独放入水中煎煮 30 分钟，甚至更久，之后再将其他药物放入锅中一起煎煮，主要指石决明、牡蛎等一些有效成分难溶于水的金石、矿物、介壳类药物增效，附子、川乌等毒性大的药物需要先煎破坏有毒成分减毒。后下是在其他药物煎沸 5~10 分钟后，将这类药物加入进行煎煮，主要指薄荷、青蒿等一些气味芳香的药物，钩藤、大黄等久煎容易使它们的有效成分挥发、破坏而降低药效。包煎是将药物用纱布包裹起来，再放入锅中煎煮的方法，如滑石粉、蒲黄、车前子、辛夷等一些黏性强、粉末状、花粉、细小种子及药材表面带有绒毛类药物煎煮时，为防止药液混浊、容易煳锅或刺激咽喉引起

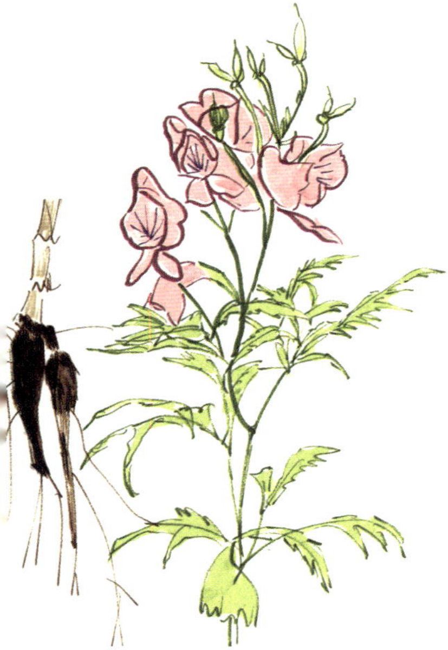

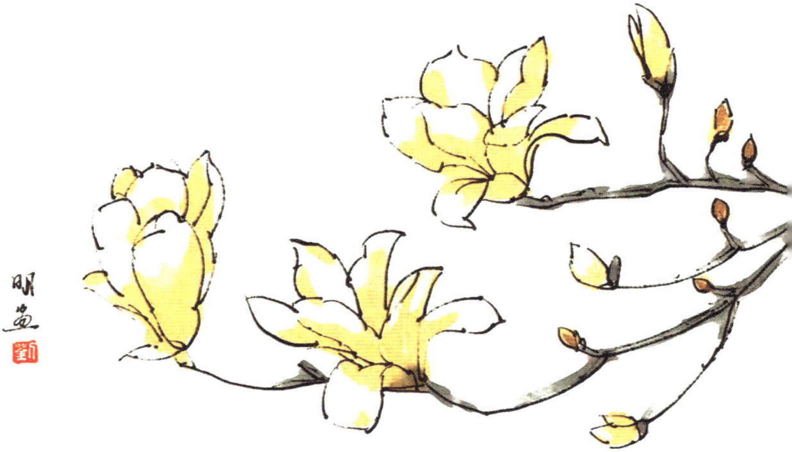

咳嗽等，需要包煎。另煎主要是指某些贵重药材，为了更好地煎出有效成分、避免浪费，并且煎煮时间比较长，应单独另煎，即另炖 2~3 小时；煎液可以另服，也可与其他煎液混合服用，如人参、西洋参等药物。烊化主要是指某些胶类药物及黏性大而易溶的药物，为避免粘锅或黏附其他药物影响煎煮，可单用水或黄酒将此类药加热溶化后，用煎好的药液冲服，也可将此类药放入其他药物煎好的药液中加热烊化后服用，如阿胶、鹿角胶等。泡服主要是指某些有效成分易溶于水或久煎容易破坏药效的药物，可以用少量开水或复方中其他药物的煎出液趁热浸泡，加盖闷润，减少挥发，半小时后去渣即可服用，如西红花、番泻叶等。冲服是将药物加入适量的水中混匀后口服的方法，如麝香、牛黄等用量较轻的贵重药常需研成细末冲服，雷丸、鹤草芽等高温容易破坏药效需做散剂冲服，用于止血的三七和用于抑制胃酸的海螵蛸等也常研末冲服，液体药物如竹沥汁、姜汁、鲜地黄汁等也需冲服。煎汤代水指先煎某味药物后，取其上清液代水再煎煮其他药物，主要指灶心土等药物与其他药物同煎使煎液混浊难以服用，玉米须、丝瓜络等质轻量多体积大的药物也需煎汤代水。

同样的食材可以做出不同的味道，煎药也是如此，若辨证处方都正确，药材质量也达标，疗效却不好，就不得不考虑煎药的问题了。

汤荡丸缓，治病有选

吃过中药的朋友可能发现了，有时医生开的中药是药汤，有时却是药丸或膏体等不同形态。面对形态各异的中药，很多人只能简单粗暴地统称为“中药”，中医药人把这些中药形态称为剂型。

病有缓急，证有表里，临床用药选择适宜剂型非常重要。中医大夫在辨证立法拟定处方以后，依据患者的病情轻重、体质强弱、病变部位及药物特性，确定适合病情的应用形式，并指导患者如何应用。根据病情与药物的特点制成一定的形态，称为剂型。我国最早的本草学专著《神农本草经》已有论述："药性有宜丸者，宜散者，宜水煮者，宜酒渍者，宜膏煎者，亦有一物兼宜者，亦有不可入汤酒者，并随药性，不得违越。"

剂型历史悠久，有着丰富的理论积淀和宝贵的实践经验。早在《黄帝内经》中就有汤、丸、散、膏、酒、丹等剂型，历代医家又有很多发展，至明代《本草纲目》所载剂型已有 40 余种。

"汤者荡也，去大病用之。"汤剂是中药学最古老的剂型。汤剂古称汤液，是将药物饮片加水或酒浸泡后，再煎煮一定时间，去渣取汁，制成的液体剂型。其特点是药物吸收快、药效发挥迅速，可以根据病情的变化随证加减，适用病情较重、变化复杂的患者，其不足之处在于服用携带不便。

"丸者缓也，不能速去其病，用药徐缓而治之也。"中药丸剂是将草药研磨成粉末，然后按照一定比例和方法与药液混合制成，用量和类型较为固定。丸剂与汤剂相比，吸收较慢，药效持久，节省药材，便于服用与携带，适用于慢性、虚弱性疾病，如六味地黄丸、乌鸡白凤丸等。但也有丸剂药性比较峻猛，如安宫牛黄丸、大黄䗪虫丸等。

在中国，酒的种类有很多，唯米酒入药。《本草纲目》称米酒“苦、甘、辛，大热，有毒”，有行药势、杀百邪恶毒气、通血脉之功。酒作为溶媒，可溶解部分难溶于水的药效物质，后世更有“酒为百药之长”的说法，如藿香正气水等。《金匮要略》瓜蒌薤白白酒汤，以白酒煮药，取其温经通血脉、行药势之功。

现代中药常用的剂型还有散剂、膏剂、冲剂、片剂等，诸种剂型，各有特点，临证需要根据病情与方剂特点等斟酌选用。剂型不同药物发挥作用的时间不同，药效强弱亦不相同。临床用药剂量是否恰当、用法是否得当、剂型选择是否合理、给药途径是否正确，均是确保用药安全有效的重要因素。临床应根据具体病情，结合药物特点，因人制宜、因时制宜、因地制宜，选择恰当的剂型和正确的给药途径，保证用药安全，提高临床疗效。

服药得时，疗病有功

自古以来，医家对于服药时间特别讲究。服用中药，需要注意时间，有的需要饭前服，有的需要饭后服，有的一天一次，有的一天三次，有的需要空腹，有的需要饱腹，均因病情、体质和药物特点等而异。

清代著名医学家徐大椿曾讲："病之愈不愈，不但方必中病，方虽中病而服之不得其法，则非特无功，反而有害。"病能不能治好，不仅仅是看开的方子是否对症。如果开的方子对症而服用的方法和时间不对，不但无功，反而有害。

关于服药时间，古人在几千年的实践中积累了很多宝贵的经验。需根据病情、药物功效和其他一些具体情况来决定。

按疾病所在部位，服药时间可以分饭前、饭后、清晨及睡前服药。《神农本草经》记载："病在胸膈以上者，先食而后服药；病在心腹以下者，先服药而后食；病在四肢血脉者，宜空腹而在旦；病在骨髓者，宜饱满而在夜。”意思是如果病在胸膈以上者，如眩晕、头痛、目疾、咽痛等疾病，宜饭后服药，可以减轻对胃肠道的刺激作用。有些毒性较大的药也宜饭后服用，避免吸收太快而发生副作用。如果病在胸腹以下，比如胃、肝、肾等脏器的疾病，宜饭前服药。因为基于空腹状态下，可以促进药物下达，所以补益类中药，如人参、鹿茸等宜饭前服用。治疗四肢血脉病的药物、滋补作用的汤药，尤其是滋补肾阳的药物、润肠通便药、驱虫药宜晨起空腹服用。早晨人体的阳气随自然界阳气而升发，在阳气的推动下，可使药力行至病所，发挥作用。镇静安神药、滋阴药、涩精止遗药、润肠药等宜睡前服用。午后阴气初生，入夜渐盛，此时服用滋阴药，有利于药物发挥功效。

针对不同的疾病，服药的温度也是有差异的。根据病性，服药方法还可以分为热服、温服和冷服。一般情况下，药物煎好后，需放置到不冷不热时服用，但有一些特殊情况。如治疗寒证宜热服，治疗热证宜冷服，但若出现真热假寒时需寒药热服，真寒假热者则热药冷服。治疗外感表证时，桂枝汤要温服，服后还需盖好衣被，或进热粥，以助汗出。

不同疾病之间，服药次数也不一样。李东垣认为："病在上不厌频而少，在下不厌顿而多，少服则滋荣于上，多服则峻补于下。"意思是若病邪在上焦，如头面、心肺等部位，适合采用频繁而少量的服药方式，如同细雨绵绵，持续滋养，使药力缓缓渗透，从而达到滋荣上焦的效果。若病邪在下焦，如肝肾、肠道等部位，则宜采用一次量较大、顿服的方式，如同暴雨冲刷，强力峻补，使药力直达病所，迅速祛邪外出。通常情况下，每天使用一剂中药，分为 2 次服用，可保持药物浓度的持久与稳定。治疗某些慢性病时，可隔日服用一剂中药。服用药性剧烈的中药，或者用中药急救时，需要顿服。顿服是指将煎出的药液一饮而尽，目的是集中药力，快速彻底地攻逐邪气，或者复脉固脱恢复正气。对于咽喉、食管等部位的疾病，采用频服之法，每日数次徐徐含咽，使药物慢慢通过病变部位，持续发挥作用。部分病症呈现出定时发作的特点，对于此类病症的治疗，应在发病之前，定时服用中药。例如，截疟中药应在疟疾发作前 2 小时服用。

总之，择时服药，既可顺应时令变化，又可借助机体气体升降之势，帮助人体恢复健康。对于病情严重者，不必拘泥于规定时间，应随病情斟酌而定。

称量有法，器具有别

“半斤八两”一词，耳熟能详，斤、两都是计算重量的单位。宋代以十六两为一斤，半斤就等于八两，所以用半斤八两来比喻二者相等，彼此一样。《永乐大典戏文三种·张协状元》记载，一个粗犷的净角和一个滑稽的丑角为钱起了争执，居中调停的末角就说两人半斤八两，一样无理。自明清以来，我国普遍采用 16 进制的“市制”计量方法，也就是 1 市斤 =16 两 =160 钱，这些都可以用作中药的计量单位。

古代中药的计量单位有重量（斤、两、钱、分、厘等）、数量（片、条、枚、支、角、只等）、度量（尺、寸等）、容量（斗、升、合、勺等）。此外，还有一些不常用的计量单位，比如方寸匕、钱匕、刀圭、鸡子黄大、梧桐子大、一捻、一撮等。

方寸匕是古代盛药的一种计量器具，犹如现在的药匙。钱匕是古代量取药末的器具，用汉代的五铢钱币盛取药末至不散落者为一钱，用五铢钱币盛取药末至半边者为半钱匕。刀圭也是古代量取药末的器具，《碧里杂存》云："在京师买得古错刀三枚，形似今之剃刀，其上一圈如圭璧之形，中一孔即贯索之处。盖服食家举刀取药，仅满其上之圭，故谓之圭，言其少耳。"炼丹服食的道士常用刀圭量取丹药，晋代葛洪《抱朴子·内篇》仙药卷十一云："若服玉屑者，宜十日辄一服雄黄丹砂各一刀圭，散发洗沐寒水，迎风而行，则不发热也。"若用古铜钱量取药末，将药末铺满钱面四字中一字的量，即称一字。

除了这一系列模糊的称量药物的方法，常用来精确称药的器具叫"戥子"。戥子，原先叫"等子"，是一种中药常用的称量工具。

戥秤分克戥和厘戥两种。克戥是以克为单位的戥子，也是现在药房常用的；厘戥更加精密，称量比一般杆秤精确，是专门用于称量金、银、贵重药品和香料的精密衡器。

相传宋太祖赵匡胤建宋后，十分重视统一度量衡，可是出入官府的银两，账目总对不上，随即判定有人贪污舞弊。经查办，为此入狱乃至家破人亡的非常多，案件长达十几年，查办却仍无实据。太宗继位后，下令掌管皇家贡品库藏的官员刘承硅（一作“珪”）查办此事。经调查，是天平砝码不准所致，当时一般的木杆秤计量精度只能精确到“钱”，远

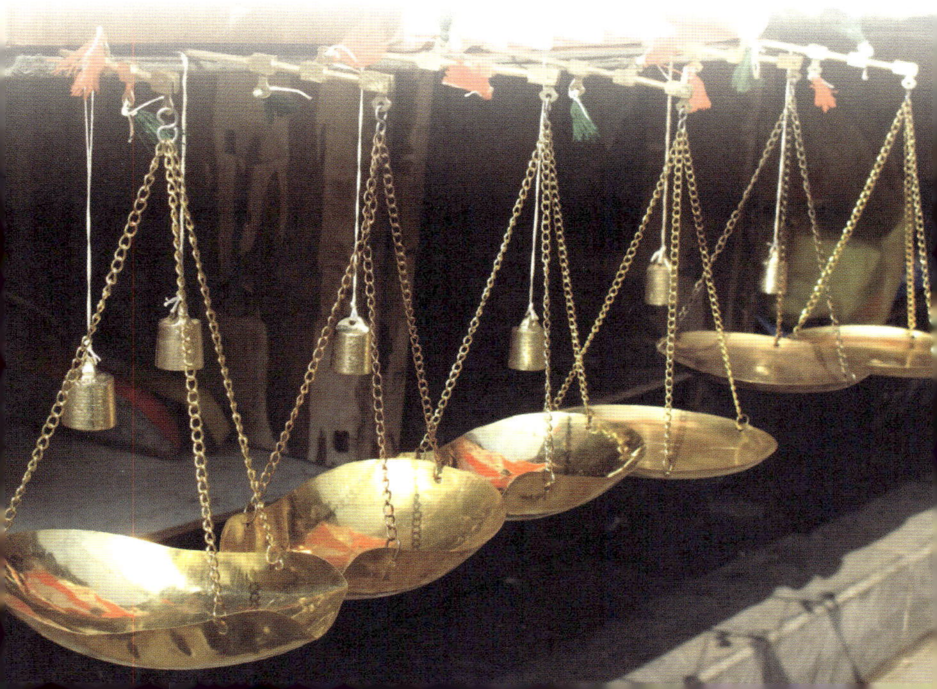

远不能满足贵重物品称量的需要，为此他经过潜心研制，创造发明了我国第一杆戥秤。它的分度值为一厘，相当于今天的31.25毫克，如此高的称量精度，在世界衡器发展史上也是罕见的。戥子的发明，让中医大夫对中药的用量更有把握，临床效果更加确切，减少了人为因素造成的用量差异。

戥秤由戥子盒、戥子杆、戥子盘、戥子锤（又名戥砣）组成。戥子盒，是用来装戥秤的盒子，制作工艺精湛，一般采用紫檀等优质木料，做成琵琶、如意等外形。盒子由两片构成，一片厚，一片薄，两片之间的底部有一个金属转轴，起到固定作用，厚的部分掏空挖出杆、盘、砣的凹槽，盒上装有锁扣固定，以免戥秤滑出掉落。

戥子的使用具有极高的准确性和独特的观赏性，每次用戥前都要定戥，即把戥绳放到定盘星上，提戥看戥杆是否平衡，还要检查戥盘是否干净，下边有没有粘东西，检查戥杆是否光滑，戥星是否清楚齐全。

在古代，不管是酒楼饭馆还是茶肆药房，柜台上总放着一副戥子，但是现在会用戥子的已经不多了，药房的药戥子也慢慢被一些电子秤代替。但是，戥子作为具有千余年历史的计量工具，有着更多的历史意义和文化内涵。

中药用量，不传之秘

“中医不传之秘在量上，中医治病的巧处在量上。”不管是计量单位的发明，还是称药器具的应用，都是为了更好地掌握中药的剂量。

中药的剂量是指临床用药的分量，也称用量，主要是指每味中药成人一天内的服用量。其次是指方剂中每味药的相对剂量。

古往今来，中医大夫在遣方用药的策略上各不相同。有的医家擅长小剂量治病，认为“重病有轻取之法”，而有的医家习惯以大剂量治病，主张用重剂治疗疑难重症、急重症。虽然他们在遣方用药思路上各不相同，但无不以“效”为先。

中药的用量受多重因素的影响，比如药物性质、药材产地、药物炮制、方药剂型、患者的年龄体质、疾病的轻重缓急、地区季节环境等。在诸多因素的影响下，确定中药的最适用量，需要因病施量、因势施量、因证施量、因方施量、因药施量、因人施量，综合把握剂量规律，找到剂量范围和病症的最佳适用范围，以提高临床疗效。

就单味药来说，很多中药具有双向调节作用，影响其作用的一个主要因素是用量。比如黄芪小剂量时能升血压，大剂量时则降血压；白术常用量能健脾止泻，大剂量则能益气通便。对于补益类中药，《医宗必读》有“多用则宣通，少用反壅滞”的说法，这些都说明了中药药量的变化影响着双向调节的功效。

除了双向调节的作用与用量有关，随着中药使用量的不同，还可表现出其他不一样的功效。如鸡内金少量能固精止遗，中量能消食祛积，大量能化坚消石。半夏小剂量能降逆和胃，中剂量可化痰开结，大剂量可镇静止痛。

在中药的使用过程中，以单味药成方的极少，往往是与其他药物配伍在一起使用。中医治病主张辨证立法，以法统方，以方驭药，在组方时有君、臣、佐、使之分，因此方剂中用药比例的变化会改变方剂的配伍关系，从而改变该方的功用和主治的证候。

比如桂枝加芍药汤与桂枝汤，均由桂枝、芍药、生姜、甘草、大枣五味药物组成。其中桂枝、生姜、甘草、大枣的用量完全相同，唯独不同的是芍药的用量，桂枝加芍药汤，即桂枝汤倍用芍药而成，前者用芍药六两，后者用三两。芍药重用时疏通经脉、调和气血、缓急止痛的作用较强，故桂枝加芍药汤主治太阳病误下后腹满时痛，而桂枝汤则主治太阳中风证。

此外，古人对于药物之间用量比例也有严格要求，这个比例是不能够随变改动的，否则会影响其临床疗效。比如治暑热小便淋涩的六一散，方中滑石用量是甘草的六倍；治血虚阳浮发热的当归补血汤，黄芪的用量是当归的五倍；治肝经火郁、肝胃不和的左金丸，黄连的用量是吴茱萸的六倍。

明代医家张介宾认为：“盖以治病之法，药不及病，则无济于事；药过于病，则反伤其正而生他患矣。故当知约制，而进止有度也。”所以，医者在遣方用药时，要以疗效为中心，重视药物的剂量，正确把握药物的剂量。

05

药之为用，补虚益损

百草有灵，醍“斛”灌顶

随着生活水平的提高，人们的健康需求也越来越高，随之出现的就是养生、食疗、治未病等健康理念渐入人心。既是中药又是保健食品的石斛，因其特殊疗效、光鲜外形、悦耳名称在健康保健中受到广泛青睐。

石斛品种繁多，市场上有 50 多种，有“药中黄金”“救命仙草”之称，被誉为“九大仙药”之首。《本草图经》《本草纲目》等医药学典籍均认为生石上者佳，名石斛，而生栎木上者，名木斛，不堪用。

2020 版《中华人民共和国药典》规定药用石斛为兰科植物金钗石斛、霍山石斛、鼓槌石斛或流苏石斛的栽培品及其同属植物近似种的茎。石斛味甘、性微寒，具有益胃生津，滋阴清热之功效；常用于胃肾阴虚证，症见热病津伤，口干烦渴，胃阴不足，食少干呕，病后虚热不退，阴虚火旺，骨蒸劳热，目暗不明，筋骨痿软等。

石斛主产于广西、贵州、云南、湖北，生长环境较为苛刻，因其生长在光滑布满苔藓的悬崖峭壁上，数量少且难以采摘，因此格外珍贵。野生石斛被列为国家保护植物，我们平时用的主要是人工种植品。石斛又称为“枫斗”“金钗”，古人以石斛的假鳞茎入药，炮制过程中反复揉搓晾晒，经过炮制的石斛茎条，虽然已经失去水分，但是茎条依然柔韧，被揉松的柔软茎条自然弯曲，形成一个个螺旋的小斗，谓之“枫斗”，又因其色泽金黄，状如卷曲的耳环而得名“金耳环”。李时珍曰：“其茎状若金钗之股，故古有金钗石斛之称，今蜀人栽之，呼为金钗花。”

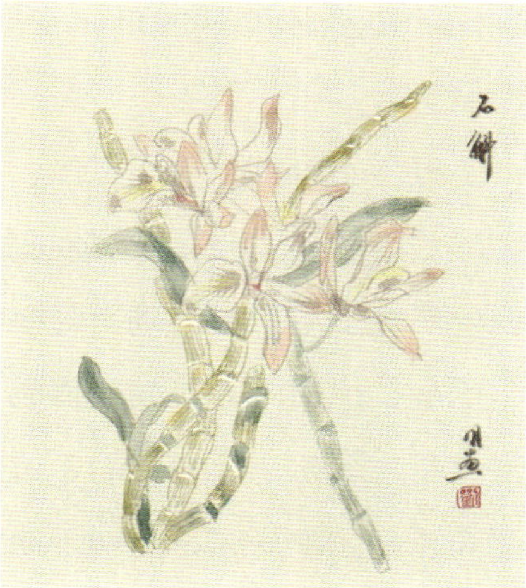

生活中常用到石斛夜光丸，顾名思义，多和视物、明目相关，具有滋阴补肾、清肝明目之功，临床多用于肝肾两亏，阴虚火旺，内障目暗，视物昏花。现代研究也证实，石斛能延缓白内障的发展，降低

白内障晶状体的浑浊度，有时还能逆转晶状体浑浊度。

近年石斛养生有点过热，其保健应用成了生活中的“热点”，泡茶、煮粥或煲汤等用法层出不穷。现代研究发现石斛的确有降血糖、降甘油三酯、降胆固醇、抗白内障、调节胃肠功能、提高骨密度、改善骨质疏松、延缓衰老、抗肿瘤等作用，尤其是可防治幽门螺杆菌，有助于治疗萎缩性胃炎、浅表性胃炎、消化性溃疡伴幽门螺杆菌阳性的疾病。但是石斛作为药用时，无论针对血糖、血脂，还是骨质疏松等，均需合理应用，除温热病早期阴未伤者、湿温病未化燥者、脾胃虚寒大便溏薄者禁服外，药用食用仍需辨体质、辨病证。“悦脾益肾，多功于水土二脏；但气性宽缓，无捷奏之功。”

补血圣药，养颜佳品

阿胶作为一种常用的滋补品，具有补血养颜、宁心除烦等多种功效，正好契合了现代人追求健康美丽的需求。因此，越来越多的人开始将阿胶纳入自己的健康管理计划中，通过长期服用阿胶来改善体质、提升气色、延缓衰老。

“阿胶，出东阿，故曰阿胶。”久服可益气养阴，与人参、鹿茸一起被称为“中药三宝”。阿胶最早为朝廷贡品，作为“国礼”随丝绸之路被带往世界各国，成为一张弘扬中华优秀传统文化、传递中国故事的名片。

阿胶又名盆覆胶、驴皮胶，为山东道地药材，取马科动物驴的皮浸泡后去毛，切块洗净，分次水煎、滤过，合并滤液浓缩（可分别加入适量的黄酒、冰糖及豆油）至稠膏状，冷凝，切块，晾干而制成的固体胶。李时珍认为阿胶的关键在东阿水，北宋沈括也提到“东阿亦济水所经，取井水熬胶，谓之阿胶”。现代研究发现，东阿水中钙、镁、锌、锶等元素含量高，可以增强人体的抵抗力与耐寒力，改善记忆力。本品味甘性平，血肉有形之品，为补血圣药；具有补血、滋阴、润肺、止血之效，临床上主要用于血虚萎黄、眩晕心悸、肌萎无力、心烦不眠、虚风内动、肺燥咳嗽、劳嗽咯血、吐血尿血、便血崩漏、妊娠胎漏等病症治疗。

气血为人之根本，气血充足是保证人体健康的基础，气血通则万病灭，所有疾病多由气血不足引起。中医讲“血为气之母，气为血之帅，血载气，气行血”，由于气与血关系密切，故血虚易引起气虚，而气虚不能生血，又会导致血虚，二者存在本质联系。阿胶的补血作用可从中医角度来解释，中医之血，由气而化之，具有补气作用的中药多具补血之功，阿胶乃驴皮，肺主气司呼吸，在体为皮，其华在毛，因而阿胶本属肺金之气化生而成，入肺补气，兼具滋阴，因而具有补血之功，研究发现长期服用阿胶可以纠正红细胞和血红蛋白减少出现的贫血。

传统的阿胶多以块状形式存在，需要炖煮后才能食用，这在一定程度上限制了其日常使用的便捷性。然而，随着现代科技的进步和市场需求的变化，阿胶产品已经实现了形态和口感的多样化，如阿胶糕、阿胶粉、阿胶口服液等，这些产品不仅保留了阿胶的营养成分和滋补功效，还更加符合现代人的快节奏生活方式和口味偏好，使其真正成为日常生活中的一部分。阿胶味甘性平，性质黏腻，易阻气机，郁滞化火，长期服用或食用过多会导致上火，又阻碍消化，且摄入过多后会加重胃肠道负担，引起胃肠不适，出现恶心、呕吐等症状，故脾胃虚弱、食少便溏者慎服，且不宜量大；阿胶富含糖分和蛋白质，长期食用可能导致血糖水平升高或加重肾脏负担，因此糖尿病与肾功能不全的患者要谨慎服用。阿胶性黏，入煎剂影响他药有效成分煎出，故不宜入煎剂，宜烊化服用或入丸、散剂。

黄疸要药，取之有时

茵陈，秋后叶落，茎梗不凋。至春旧茵虽枯，借陈茎再生新茵，感天地苦寒之味，而兼得春之生气以生者也，故名茵陈蒿，其名有发陈致新之义。

“三月茵陈四月蒿，五月六月当柴烧。”茵陈多在春季采收，禀春季升发之气，以助其发陈致新之药力，此乃生命与时间奏出的和谐乐章。春天万物复苏，气温逐渐回升，天地间阳气逐渐增加，人体内的阳气也徐徐升发，悄然萌发了许多嫩绿的芽菜、苗类。春夏养阳，顺应时令乃中医养生之道。春天要多食用那些清新自然、充满生机的食物，如茵陈、椿芽等各种芽、苗类，其不仅富含大自然恩赐的丰富营养，还凝聚着春季天地精华。2020版《中华人民共和国药典》载茵陈为菊科植物滨蒿或茵陈蒿的地上部分，春季幼苗时采收习称“绵茵陈”，秋季花蕾长成至初开时采割称“花茵陈”。虽研究发现茵陈主要保肝利胆成分幼苗期以绿原酸为主，花穗期以6,7-二甲氧基香豆素为主，据“花茵陈”“绵茵陈”使用历史及现代药理研究将二者同等作为茵陈入药，但中医药不单纯是唯成分论，更要考虑中草药集天地之精华、聚日月之光辉的秉性，所以临床基本不使用“花茵陈”。

“黄家所得，从湿得之。”（《金匮要略·黄疸病脉证并治第十五》）黄疸以湿邪为患，湿性黏滞，为病缠绵，寒热之邪与湿相合，胶结难解，溢于肌肤发为黄疸，治疗棘手，而成难治之疾。茵陈春发旧枝，发陈致新；闻之气香，味具苦辛，有辛散苦泻之能；质嫩绵软，轻以祛实。其气微香，其味微辛微苦，气平微寒，秉少阳最初之气，是以凉而能散，功能清热利湿，利胆退黄，发陈致新之药效得以彰显，为黄疸要药。无论寒湿阴黄或湿热阳黄，均可选择退黄之良药茵陈，宣散邪气，芳化湿浊。阳黄者，以茵陈配伍栀子、大黄，为茵陈蒿汤；阴黄者，以茵陈末与五苓散合成茵陈五苓散方。现代药理研究发现，茵陈具有利胆退黄、保肝、抗病原微生物、降血脂与抗动脉粥样硬化、解热、镇痛、抗炎、抗肿瘤等作用。

茵陈的嫩苗是非常美味的食品，清香爽口，营养丰富，含有多种维生素和矿物质，如维生素 C、维生素 E、钙、铁、锌等。日常生活中，充分了解和合理利用茵陈的价值，不仅可以丰富我们的饮食文化和生活方式，也可以更好地保护和利用自然资源，促进人类与自然的和谐共生。

茵陈虽好，但不可贪多。本品性微寒，清热利湿而伤阴，久服易损伤脾胃，还会引起头晕恶心、腹泻等不适，故阴虚者、脾胃气虚便溏者均不宜长期或大量服用，血虚萎黄者需慎用。

橘井泉香，痰湿要药

相传西汉文帝时苏耽医术精湛、助人为乐，笃好养生之术。苏耽有事外出，几年方回。离别时告诉母亲，如有瘟疫症见恶寒发热、胸膈痞满者，家里井水一升，橘叶一片，煎汤饮服，立可痊愈。第二年果然如苏耽所言，瘟疫大行，求井水橘叶者，远至千里；饮井水橘叶者，即刻痊愈。此后人们便以“橘井泉香”来歌颂医家救人的功绩。

橘叶即橘树之叶，橘树可以说全身都是药，橘皮、橘络、橘核等，现代临床以其成熟果皮陈皮（橘皮）最为常用。陈皮味苦辛性温，辛香走窜，温通苦燥，温中而无燥热之患，行气而无峻削之虞，具有理气健脾，燥湿化痰之效；临床上常用于脾胃气滞，脘腹胀痛，恶心呕吐，泄泻，食积气滞，呃逆，湿痰、寒痰咳嗽，胸痹等病证治疗，为痰湿病证常用药物。本品辛散苦燥，温能助热，苦燥伤阴，故内有实热、舌赤少津者慎用。

新会陈皮无疑是陈皮中的佼佼者，贵在产地、精在品种、重在炮制。《本草纲目》记载：“今天下多以广中（即今新会）来者为胜。”新会陈皮是指选用新会陈皮地理标志产品保护范围内栽培的茶枝柑果皮加工而成。广东省江门市新会区，依山面

橘

橘 無毒

植生

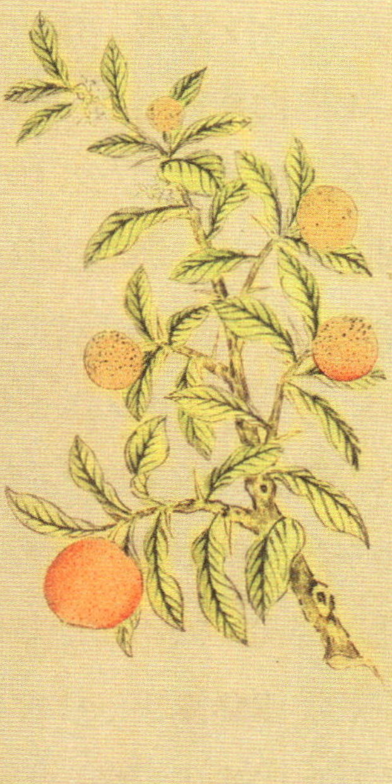

橘出神農本經主胸中瘕熱逆氣利水穀久服去臭下氣通神以上白字神農本經下氣止嘔欬除膀胱留熱停水五淋利小便主脾不能消

湖，两江汇聚，三水融通，四季分明，气候温和，热量充足，雨量充沛，无霜期长，为新会陈皮的生产提供了得天独厚的气候等条件。药食同源的新会陈皮炮制技艺是传承数百年的传统药材炮制技艺，将当地特产新会柑经“两刀法”或“三刀法”开皮、反复晾晒、并最少三年陈化等程序，制成“新会陈皮”。新会陈皮含有的挥发油成分、黄酮类成分远高于其他产地的陈皮，具体包括黄酮碳苷、黄酮氧苷、甲氧基黄酮、环肽、甾醇、有机酸及生物碱类等成分，有“百年陈皮，千年人参”“粤菜灵魂”等美誉。新会陈皮又是传统的香料和调味佳品，可烹制各式菜肴、汤羹和甜食等，形成了新会独特的陈皮膳食文化，早在宋代就已成为南北贸易的“广货”之一，行销全国和南洋、美洲等地区。

自古以来应用陈皮陈久者良，故名陈皮。新鲜陈皮味较辛辣，气燥而烈，经放置后辛辣之味缓和，行而不峻，温而不燥，临证多用陈久者。陈皮功效理气调中、燥湿化痰，治疗脾胃气滞之证，陈久者行气而不耗气，作用和缓；但治疗痰湿阻滞的脘腹胀满、痰湿咳喘、不思饮食、舌苔厚腻等病症，应该选择不太陈久者。现代研究分别对贮存 6、18、30 个月的陈皮研究发现，贮存时间越长橙皮苷含量越高；贮存 6 个月的水煎剂和贮存 18 个月的挥发油祛痰作用更好。临床应用时，最好针对不同病症，选择不同贮存期限的药材，以提供临床效果，并不是一味追求“陈久者良”。

通腑神草，推陈致新

茶起源于中国，盛行于世界，很多人知道茶叶通过丝绸之路、万里茶道等跨越国界，深受世界人民喜爱，中国茶文化早已成为人类文明共同的财富，估计鲜有人知道大黄在这方面的贡献可能更胜一筹。

清代赵翼《檐曝杂记》记载：“俄罗斯以中国之大黄为上药，病者非此不治。”“（因俄罗斯）有数事逾约，上命绝其互市，禁大黄勿出口，俄罗斯遂惧而不敢生事……天若生此二物（茶叶、大黄）为我朝控驭外夷之具也。”在食肉为主的西方国家，当时基本没有任何一种药物可以替代大黄，大黄成为西方最为畅销的中国货也顺理成章。茶叶是日常饮品，而大黄则是日常药品。“夷地土地坚刚，风日燥烈，又每日以牛羊肉磨粉为粮，食之不易消化，大便不通立死，每日食后，茶叶、大黄便为通肠之圣药。”曾经有圣旨要求广州港“若私卖大黄，一经拿获，不唯大黄入宫，他物一概抄没，人犯拿解内地，加倍从重治罪，断不轻贷”“严行查禁，毋使稍有偷漏”。道光皇帝警示英国人“日后再有反覆，即当示以兵威，断绝大黄茶叶，永远不准交易，俾冥顽之徒知所儆惧”。可见“大黄制夷”可能超过了“枪炮制夷”，成为清朝国防战略的重点之一。

由于大黄名贵一时，估计清朝人们将其作为一种声名显赫的“网红保健品”，不分体质不经辨证滥用大黄或致疾或殒命者屡见不鲜。《竹叶亭杂记》记载朱阁学翰林素知医，每日熬大黄浓汁为汤。服大黄十六斤，腹泻不起。

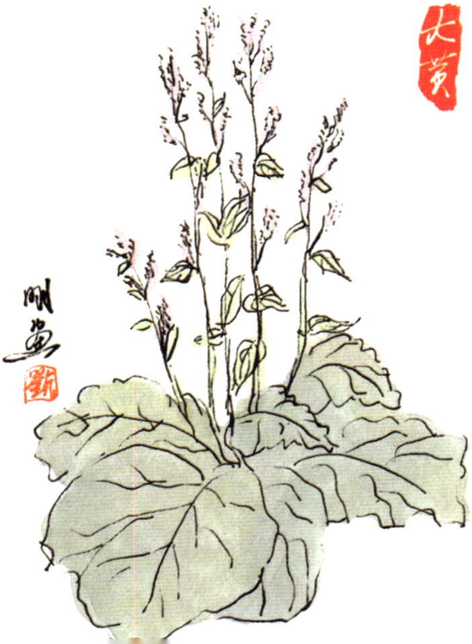

友人为之挽叹云:“大黄为厉,九泉应悔自知医。”“大黄气味重浊,直降下行,走而不守,有斩关夺门之力,故号将军”（《药品化义》）。清代名医郑钦安言:“病之当服，附子、大黄、砒霜是至宝；病之不当服，（人）参（黄）芪、鹿茸、枸杞皆是砒霜。”可见中药的临床应用是需要严格辨证的，尤其是大黄这类作用峻猛的药物，更是差之毫厘失之千里。

“大黄救人无功，人参杀人无过。”这是人们对大黄误解和对人参等补益药盲目崇拜的典型表现。人参虽为补气之药，但并不能随便乱用，针对的是虚证；大黄泻下攻积、泻火解毒、排除邪热之力强悍,辨证准确,合理应用,完全可以起死回生。药不对证，人参也可以杀人；药对证，大黄也可以救人无数。“人参、熟地者，治世之良相也；附子、大黄者，乱世之良将也。”

大黄苦寒沉降，具有较强的泻下作用，能荡涤肠胃,推陈致新,为治疗积滞便秘之要药,因其性寒,善能泄热，故治疗湿热积滞便秘尤为适宜，通过配伍还可以用于多种病因所导致的便秘。大黄苦降之性，能使上炎之火下泻，内服清热泻火，凉血止血，外用泻火解毒，凉血消肿，善治血热吐衄及火邪上炎所致之目赤、咽喉肿痛、牙龈肿痛以及热毒、疮疡肿毒、烧烫伤等。大黄还有较好的活血逐瘀通经作用，常用于各种瘀血证。大黄生用泻下作用较强，熟用则泻下作用较缓而长于泻火解毒，清利湿热；酒制功擅活血，且善清上焦血分之热；炒炭常用于止血。大黄临床应用广泛，尤其是平素食用动物类食物较多者，在中医辨证的前提下可以酌情服用少量大黄，但不宜久服，且其苦寒易损伤胃气，脾胃虚弱者慎用，孕妇及月经期、哺乳期也慎用。

夏日一宝，呕家圣药

生姜是姜科植物姜的新鲜根茎，我国大部分地区均有栽培，为老百姓所熟悉的药食两用之品。本品气味辛窜，性温热，走而不守。有解表散寒、温中止呕、温肺止咳、解鱼蟹毒之效，被称为“呕家圣药”，多用于风寒感冒、脾胃寒证、胃寒呕吐、肺寒咳嗽及鱼蟹等食物中毒。

关于生姜的俗语民间流传较多，如“冬吃萝卜夏吃姜，不用大夫开药方”。指冬天多吃萝卜，夏天多吃生姜，对人体健康有益，远胜于看病吃药。《黄帝内经》言：“夏三月，此谓蕃秀。”夏季阳气升发至极，生命如夏花般怒放，绚烂多彩。然能量是守恒的，夏季地面以上阳热蕃盛，地下则能量匮乏，出现虚寒之象。人身乃小天地，天人一理，故盛夏之时，人体易面红身热，阳热布散于外，内里脏腑阳气则相对虚损，热量不足。加之，人们贪凉饮冷，触卧寒地，则加重脏腑虚寒，以中焦脾胃虚寒为甚，中土不运，气机升降失司，易出现脘腹冷痛，吐泻交作病症。

“五月之时，阳气在表，胃中虚冷，以阳气内微，不能胜冷，故欲着复衣；十一月之时，阳气在里，胃中烦热，以阴气内弱，不能胜热，故欲裸其身。”在酷热的夏季，人们常常贪凉，长时间待在空调房内，导致出汗减少，身体难以通过自然的出汗来排出体内湿气与“毒素”。适量食用生姜，利用其辛热的特性，开泄皮肤，促进身体出汗，进而排出体内多余的湿气和毒素。此外，夏季人们常因食用冷饮和凉性食物而损伤脾胃阳气，生姜的温热

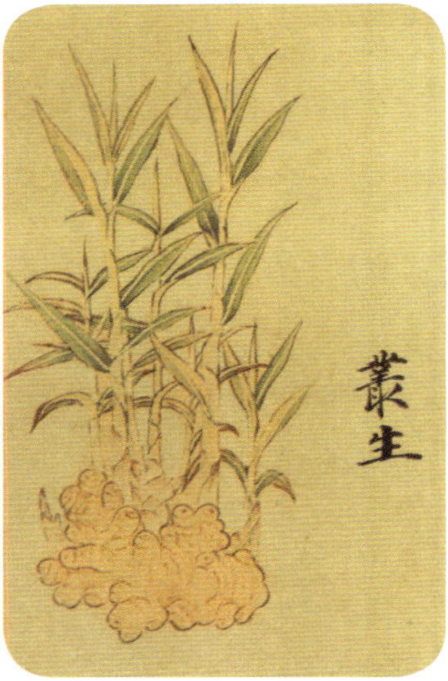

性质正好可以温暖脾胃，帮助阳气生发，防治消化系统疾患。夏季补阳除了食用生姜等扶阳类食物外，还需注意保持良好的生活习惯：充足的睡眠，少熬夜；适当晒太阳，避免长时间吹冷风；保持心情愉悦，避免频繁发怒。

此外，生姜茶或生姜粥是夏季防治空调病的良好选择。可取生姜 3~5 片，用沸水冲泡成茶，加入红糖和大枣调味，趁热饮用。或者将生姜切片加入小米粥中熬煮，趁热食用，都能有效驱散体内寒气，帮助身体出汗，排出寒湿。

“晨吃三片姜，赛过人参汤。”“早上吃姜赛过参汤，晚上吃姜毒如砒霜。”白天属阳、晚上属阴，白天阳在外主动，晚上阴收阳主静，“阴平阳秘，精神乃治”。生姜具有温热之性，早晨服用有助于生发阳气，促进阳气的活动和循环，保持神清气爽，还可以温暖脾胃，驱散寒气。人在清晨之时，胃中之气有待升发，姜味辛性温，含有姜辣素等活性成分，吃点姜可以健脾温胃，为一天中食物的消化吸收做好“铺垫”，并且姜中的挥发油可加快血液循环、兴奋神经，使全身变得温暖。到了晚上，人体应该是阳气收敛、阴气外盛，因此应该多吃清热、下气消食的食物，以助阳气敛藏。“晚上吃姜，赛过砒霜。”是说生姜的辛温发散之性影响夜晚阳气的敛降收藏，长此以往，则会引起失眠、痤疮、便秘等一系列病症。

生姜还可作为调味品，调节味道，去除肉鱼腥等，也可搭配多种食材煲汤等，多样的烹饪方法，也深受广大人民的喜爱。

对于体质偏热或阴虚体质的人群，经常容易“上火”的人，表现为性情急躁、心烦易怒等，则不宜过多食用生姜，以免加重体内热象。患有痈肿疮疖、肺炎、肺脓肿、肺结核、胃溃疡、胆囊炎、肾盂肾炎、糖尿病、痔疮者也不宜长期食用生姜。

治风神药，益寿延年

天麻始载于《神农本草经》：“久服益气力，长阴，肥健，轻身，增年。”以后历代本草多有记载，在我国已有 2 000 余年的历史。因为栽培技术等原因，天麻一直以野生药材入药，魏晋时期《吴普本草》就有山东泰安及其周边地区为道地产区记载，并延续至明清。20 世纪 70 年代开始，天麻人工栽培技术日趋成熟，野生变家种成功，适宜产区逐步大规模推广，药食才基本靠栽培供应。

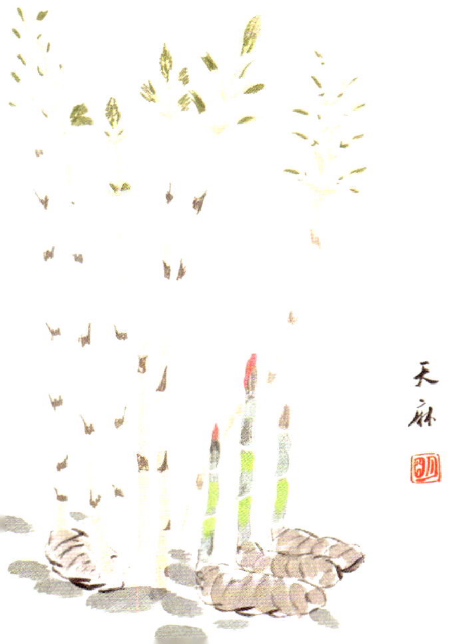

天麻为兰科植物天麻的块茎，古人认为天麻生长神奇，若上天赐予，其状类古时麻为之鞋，故称天麻。春、冬两季均可采挖，冬至以前采挖者称“冬麻”，质地坚实沉重、有鹦哥嘴、断面明亮、无空心而质佳；立夏之前采挖

者称“春麻”，质地轻泡、有残留茎基、断面色晦暗、空心而质次，且冬麻主要成分天麻素含量明显高于春麻。其味甘质润，气性和缓，无燥烈之弊，功擅息风止痉，凡肝风内动，惊痫抽搐，诸如小儿惊风、癫痫抽搐、破伤风等，不论寒热虚实，皆可配伍应用，《本草纲目》有“天麻为治风神药，名定风草”记载。天麻既息肝风，又平肝阳，善治肝阳上亢，或风痰上扰等所致的眩晕、头痛，为止眩晕之要药。天麻既息内风，又祛外风，通络止痛，治中风偏瘫，手足不遂，肢体麻木以及风湿痹痛，关节屈伸不利等。现代研究发现，天麻中有效化学成分天麻素、天麻苷元、腺苷、派立辛、对羟基苯甲醇、多糖等生物活性成分，具有明显的镇静催眠、改善记忆、保护神经、增智健脑、延缓衰老等药理作用。

天麻具有较高的营养价值和药用价值，没有根和叶，自身无光合作用，需从入侵的蜜环菌中获取营养物质而生长发育，与蜜环菌为共生关系。蜜环菌以树木纤维为其提供生长所需的营养，天麻又靠消化侵染自身的蜜环菌而获得营养，当蜜环菌营养来源不足，天麻生长减弱时，蜜环菌又可以利用天麻体内的营养供其生长。蜜环菌是天麻的营养源，作为独立生物种可脱离天麻生长，而天麻离开蜜环菌则不能生长。蜜环菌与天麻对照治疗某些疾病，如中医阴虚阳亢症、眩晕头痛等，天麻疗效略优于蜜环菌。

天麻食用价值也很高，食用方法众多，早在古代就被用来酿酒，视为宫中珍品。民间有“天麻除百病”的说法，认为久服可以祛除百病，益寿延年，与人参、鹿茸、冬虫夏草并称为四大名贵中药。现代多用来泡酒、蒸蛋、熬粥、炖鸡等，还可代茶饮用，以辅助清肝明目、调整血压等，但阴虚患者应慎用。

丹参传世，医道之芒

说起参，人们都会本能地联想到人参等“补品”，认为只要是参就是可以常吃的好东西。尽管丹参带有“参”字，其与人参、党参、西洋参、太子参等滋补类药材有着本质上的区别。丹参的主要功效并不在于补益，而在于其卓越的活血化瘀和通经止痛的作用。因此，将丹参与其他“参”类药材混为一谈，认为它是一种可以长期服用的滋补品，显然是不准确的。

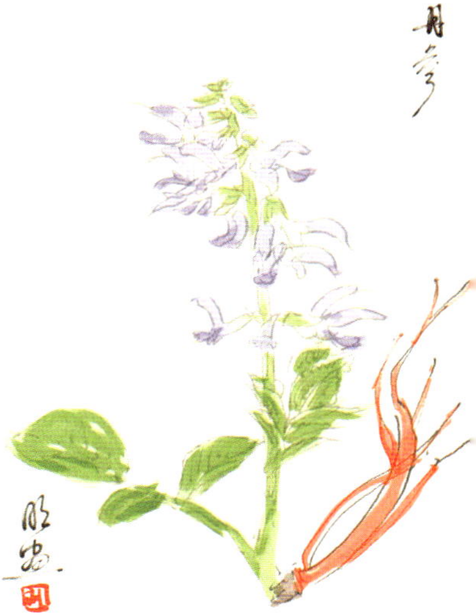

丹参为唇形科植物丹参的根及根茎，是山东省道地药材，“鲁十味”之一。其根皮赤而肉紫，形状似参，味苦色赤入心经血分，故名“丹参”。《本草便读》云：“丹参虽有参名，但补血之力不足，活血之功有余，为调理血分之首药。”其味苦微寒，活血止痛，祛瘀生新，作用平和，活血不动血，凉血不遏血，为活血化瘀要药，广泛用于各种血瘀证，尤宜于血热瘀滞之证；且善调经水，为妇科活血调经常用药，适用于妇女血瘀经产诸证；还善凉血清心而除烦安神，又能散结消痈，用治心神不安及疮疡痈肿等。

《妇科明理论》有“一味丹参散，功同四物汤”之说，此处四物指的是四物汤，方由四味中药当归、川芎、白芍、熟地黄组成，功专补血调血，即认为丹参活血化瘀、补血养心而功似四物汤。历代医家对此多有不同阐释，“补血生血，功过当归、地黄；调血敛血，力胜芍药；逐瘀生新，性倍川芎，妇人诸病，不论胎前产后，皆可常用”“养血乃积滞既去，而正气自伸之意，亦以通为补尔”“丹参自是丹参之用，四物自有四物之用”。实际上，丹参性凉而宜于血热瘀滞者，四物汤偏温宜于血虚有寒凝之血瘀，丹参活血调经之力不及四物汤，其养血可能更多是对瘀血不去、新血不生而言，瘀血既除，新血即生，祛瘀生新而无直接补血之力。现代临床及药理学也表明，丹参有扩张血管、改善心肌供血、缩小心肌梗死范围、改善外周循环障碍、抗肝纤维化、抑制血小板聚集等作用，广泛用于冠心病、慢性肝炎肝硬化等疾患，尚未发现有促进骨髓造血功能的作用，在妇科调经方面也远不如四物汤。

历代医家对丹参的寒温之性也略有不同观点。从其治疗多种温热之病来看，当属寒凉之品，且临床报道丹参可用于治疗流行性出血热等血热妄行所导致的多种出血疾病，故临床脾胃虚寒患者慎用。

临床常用中成药复方丹参滴丸，由丹参、三七、冰片组成，具有活血化瘀、理气止痛的功效。临床用于气滞血瘀所致胸痹心痛，症见胸闷、胸痛、心悸气短；冠心病心绞痛见上述证候者。

《山东中草药手册》记载山东有一种白花丹参，形态与丹参极相似，仅花为白色，其根可治痛经、月经不调及血栓闭塞性脉管炎。

芳香医草，“艾”永留芳

“粽子香，香厨房；艾叶香，香满堂。”“端午艾叶香，佳节共安康。”在夏日的午后，艾草的清香在空气中飘荡，沁人心脾，令人备感清爽。在中华优秀传统文化中，艾叶常常与节令风俗端午节相结合。端午节为农历五月初五，是中国四大传统节日之一，各地因地域文化不同而又存在着习俗内容或细节上的差异，主要风俗有挂艾草、佩香囊、赛龙舟、涂雄黄等。2006 年国务院将端午节列入首批国家级非物质文化遗产名录，2009 年联合国教科文组织正式批准将其列入《人类非物质文化遗产代表作名录》。据史书记载，早在战国时期，人们就开始在端午节时插艾叶，以此来驱邪避疫，保护自

明州艾葉

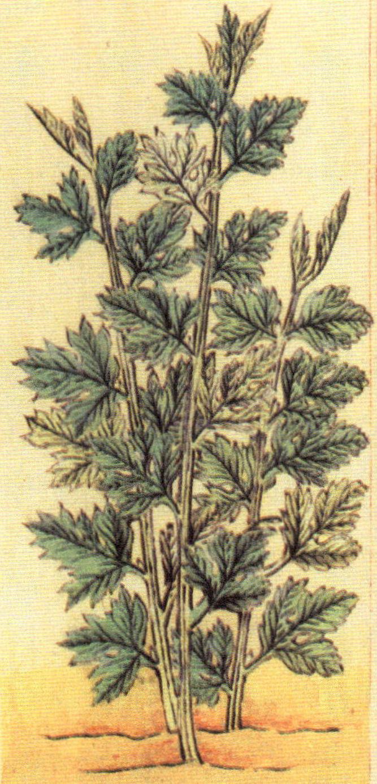

艾葉主灸百病可作煎止下痢吐血下部䘌瘡婦人漏血利陰氣生肌肉辟風寒使人有子名醫所錄

名　冰臺　醫草

己的健康。这一习俗一直延续至今，人们将艾叶插在门窗、衣柜等处，寓意着驱邪祛病、保佑平安。并且人们习惯用艾叶制作香囊，认为艾叶的芳香能够驱邪避疫、辟邪消灾，同时也能散发出清新宜人的气息，为人们带来舒适祥和的感受。

艾叶即菊科植物艾的叶，其叶片常绿，散发出浓郁的芳香，具有温经散寒、散寒调中、祛湿止痒等功效，常用于治疗出血、少腹冷痛、经寒不调、宫冷不孕、皮肤瘙痒等疾病。艾叶应用历史悠久，自古以来就被视为治疗疾病、驱除邪气的中医药珍品，传承千年；在中国传统医学中，艾叶不仅被用于药物治疗，还常用于艾灸疗法，是中医养生保健中的重要组成部分。现代药理研究表明，艾叶有止血、抗炎镇痛、抗菌抗病毒、调节免疫、抗过敏等作用。

艾叶熏蒸被称为艾灸，是一种传统的中医疗法，是通过点燃压缩成条状或柱状的艾叶，将其置于特定的经络穴位上，让热量透过皮肤渗透到经络深处，以达到温煦气血、透达经络、扶正祛邪的作用，以促进气血循环，有助于调理体内阴阳平衡，促进脏腑功能协调，提升免疫力，改善亚健康状态等。艾灸常用于治疗感冒、风湿性关节炎、慢性胃肠炎等疾病。但要注意，在使用艾灸的过程中亦需辨证，需要根据个人的体质和具体疾病情况来选择恰当穴位和适宜时间，以达到最佳的疗效。

艾叶也常外用于养生泡脚，其温经散寒作用可以促进血液循环，尤其是对于手脚冰凉的人来说，能够有效地改善末梢血液循环。另一方面，艾叶的祛湿功效有助于排出体内的湿气，对于因湿气过重而引起的身体沉重、困倦等症状有一定的缓解作用。艾附暖宫丸是由艾叶、香附、吴茱萸、肉桂等组成的一种常用中成药，具有理气补血、暖宫调经的功效，对于女性因宫寒引起的月经不调、痛经、经量少、有血块等问题有显著的治疗作用。

蕲艾，属于艾叶道地药材的一种，是指产自著名中医学家李时珍故乡中国蕲州的艾叶。蕲州地处湖北省西部，拥有丰富的自然资源和独特的地理环境，气候温和湿润，土地肥沃，适宜艾草的生长，其出产的艾叶以色泽翠绿、质地柔软、香气浓郁而著称，在中医药领域享有盛誉。

总之，艾叶作为一种芳香的中药，不仅承载着丰富的文化内涵，还具有重要的医疗价值。无论是艾灸疗法，还是插艾叶、制作香囊，都体现了人们对健康和美好生活的追求，随着医药科技的不断发展和中医文化的传承，相信艾叶将继续为人类的健康事业做出贡献，“艾”永留芳。

抗疟之王，青蒿之奇

一说到青蒿，大家马上想到中国药学家屠呦呦因为研究青蒿素的贡献荣获 2015 年诺贝尔生理学或医学奖，这也是中国科学家因为在中国本土进行的科学研究而首次获诺贝尔奖。

青蒿为菊科植物黄花蒿的地上部分，是一种生长在温暖、湿润气候下的草本植物，主要分布在亚洲、非洲等地，是一种生命力顽强的野生植物。我国广泛分布于长江以南的地区，被誉为“中草药之首”。青蒿早在《神农本草经》中就被记载为一种具有清热解毒、疏风解表功效的良药。古代医学家们常用青蒿治疗感冒、发热等病症，清新的香味也

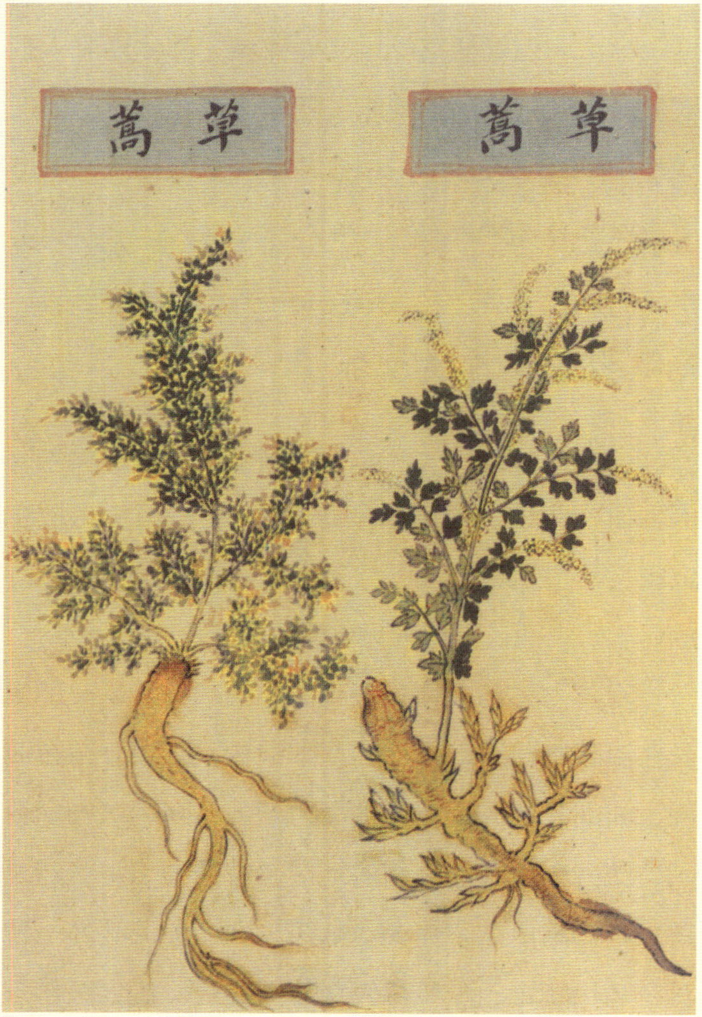
草蒿
草蒿

使其成为古代宫廷的香料之一。青蒿味苦辛性寒，具有清虚热、除骨蒸、解暑热、截疟功效，常用于治疗温邪伤阴、夜热早凉、阴虚发热、劳热骨蒸、暑邪发热、疟疾寒热、湿热黄疸等。

20 世纪 60 年代，由于氯喹抗疟失效，人类饱受疟疾之害。1967 年 5 月 23 日，国家召开“疟疾防治药物研究工作协作会议”，争取在较短时间内重点解决抗药性疟疾的防治药物、抗药性疟疾的长效预防药和驱避剂三个方面的问题，代号为“523”项目随即在全国 7 省市开展大规模药物筛选、研究，1969 年屠呦呦被派任中药抗疟组组长。专家们通过阅读大量中医典籍、查阅群众献方、请教老中医专家等方式，编撰成《疟疾单秘验方集》，并对包括青蒿在内的 100 多种中药水煎煮提取物和 200 余个乙醇提取物样品进行实验，发现青蒿对小鼠疟疾的抑制率曾达到 68%，但效果不稳定。

在青蒿提取物实验药效不稳定的情况下，屠呦呦受东晋葛洪《肘后备急方》对青蒿截疟记载“青蒿一握，以水二升渍，绞取汁，尽服之”的启发，认为药物温度可能是研究的关键。课题组重新设计提取方案，反复实验，发现青蒿乙醚中性提取物对鼠疟原虫的抑制率达到 100%，在感染疟疾的猴子身上进行测试时，中性部分同样显示出抗疟效果。1972 年 7 月，屠呦呦等 3 名科研人员成为首批人体试验的志愿者亲自试药，老一辈科学家们的奉献精神为团队赢得时间，使团队能够及时开始并完成临床试验。

青蒿素为新结构类型抗疟药，具有“高效、速效、低毒”等优点，对各型疟疾特别是抗性疟有特效。青蒿素的发现，是中医药现代化的典范，标志着人类抗疟历史步入新纪元，屠呦呦也因此获得 2011 年拉斯克医学奖、2015 年诺贝尔生理学或医学奖和 2016 年度国家最高科学技术奖。针对近年来青蒿素在全球部分地区出现的“抗药性”难题，屠呦呦及其团队经过多年攻坚，在“抗疟机理研究”等方面又取得新突破，提出切实可行的应对“青蒿素抗药性”难题治疗方案，并获得国内外专家的高度认可，亦将借助中医药为人类健康作出更大贡献。

仙草魔果，枣仁传世

有“东方睡果”之誉的酸枣仁近年成了名副其实的“网红保健品”，很多人奉为心目中治疗失眠的仙草魔果，因其较大的价格波动，也有人为了逐利而趋之若鹜。

酸枣仁为鼠李科植物酸枣的成熟种子，首载于《神农本草经》，甘酸补敛，性平不偏。功擅养心益肝而安神，“久服安五脏”，善治心肝阴血亏虚之心神不安、失眠多梦、惊悸怔忡，为养心安神之要药；兼能敛汗治疗体虚多汗，亦可生津止渴，可治阴液亏虚之口渴咽干。酸枣仁常常被视为滋补养生的佳品。现代生活节奏快，人们容易因工作压力、生活紧张而导致身体疲劳，酸枣

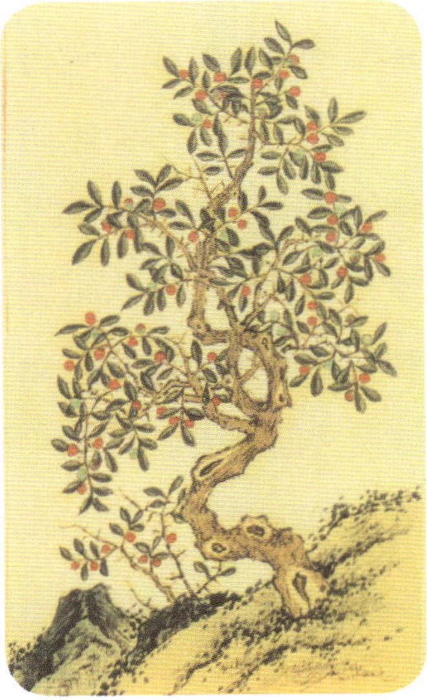

仁的滋补养生功效得到了广泛认可，其煮水或泡茶可作为日常的保健饮品，起到强身健体的作用。

至少在唐代，对酸枣仁生用炒用的不同就有认识，“熟用疗胆虚不得眠、烦渴虚汗之证，生用疗胆热好眠”“睡多生使，不得睡炒熟”即存在虚证失眠适合用炒熟的酸枣仁，而实证嗜睡适合用生酸枣仁的观点。历代对酸枣仁生、熟分用的认识是有不同的。果实未成熟时或成熟未经加工时滋味重，酸枣极酸；酸枣已成熟或经加工而酸味和缓，可能主心烦不得眠。“治胆虚不眠，寒也，炒服；治胆实多睡，热也，生用。”最初可能是酸枣生熟（成熟）异用的不同，由于讹传或臆测而演变成酸枣仁生用炒用的不同。有专家研究生、炒酸枣仁水煎液对动物的镇静安眠作用，发现生酸枣仁、炒酸枣仁对中枢神经系统均呈现镇静安神和抗惊厥作用，两者差别不明显，建议临床治疗失眠不必过多拘泥生用、炒用。但是久炒油枯可能就失去了其镇静安神作用，故在炒制时需掌握火候，不得炒至油枯。

现代研究发现，酸枣仁具有缓解焦虑、镇静、改善失眠和改善学习记忆等作用。然而，在日常生活和临床应用中需注意，酸枣仁无论是生用还是炒用，都不等同于现代意义上的镇静药或安眠药。根据中医理论，酸枣仁被归为“养心安神”类药物，其治疗失眠的原理并非单纯地使人安静下来，而是通过大补心脾，调节心、肝、脾等功能，使血归脾而五脏安和，从根本上解决引发失眠的问题。临床长期失眠更多是复杂病机并见，酸枣仁单独应用效果往往不理想，多需要按照中医辨证论治，配合其他药物一起应用。

近几年，酸枣仁的价格呈现出一种“疯狂”上涨的趋势。随着人们对健康养生的关注度提升，酸枣仁作为助眠佳品，需求量不断增加；且野生酸枣资源的减少以及采集难度的增加，也导致了市场供应的紧张。除此之外，酸枣仁的加工工艺也在不断改进，这使得其药效更加稳定和显著，但同时也增加了成本。这些因素共同作用，推动了酸枣仁价格的持续上涨。

酸枣果肉浓郁而独特的酸味也是很多人年轻的回忆。其含有多种维生素、有机酸、矿物元素、可溶性多糖、多种三萜类化合物及钾、钠、铁、锌、磷、硒等多种微量元素，营养丰富，具有很高的保健功效。目前，以酸枣为原料制作的产品种类丰富，既有清凉饮料，也有传统美食，如酸枣果醋、酸枣仁糕、酸枣果酒等。

有苦有甜，滋补养生

我们常说的杏仁分为苦杏仁和甜杏仁。2020版《中华人民共和国药典》只收载了苦杏仁，为蔷薇科植物山杏、西伯利亚杏、东北杏或杏的种子；而一般认为甜杏仁为蔷薇科植物杏及其栽培变种味甜的种子。

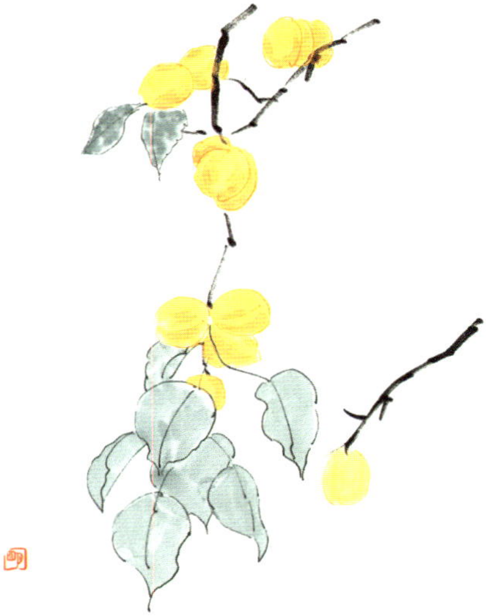

传统观点多认为北方产的杏仁属于苦杏仁（又名北杏仁），味苦性微温、有小毒，多作药用，具有降气止咳平喘、润肠通便的功效，凡咳嗽喘满，无论新咳久咳、寒热虚实、有无外感，皆可配

伍应用，为治咳喘证之要药；味苦质润，苦则下气，润则通便滑肠，常用于肠燥津枯便秘。南方产的杏仁则属于甜杏仁（又名南杏仁），味甘性平，多食用，功效与苦杏仁相似，药力较缓，且偏于润肺止咳，用于虚劳咳嗽及津伤便秘，还可作为原料加入蛋糕、曲奇和菜肴中。

苦杏仁苦温润降，质润多脂，上能降肺气，疏利开通，破壅降逆而止咳平喘，为治咳喘证之要药；下能降气润肠而通利大便，用于肠燥津枯之便秘。“杏仁疏利开通，破壅降逆，善于开痹而止喘，消肿而润燥，调理气分之郁，无以易此。”胃为受纳之器，其气以降为顺，苦杏仁能降胃气之逆；胃喜润恶燥，苦杏仁温润多脂，能保护胃肠黏膜、缓解痉挛、润肠通便。

苦杏仁有小毒，苦杏仁的主要成分为脂肪油、苦杏仁苷及苦杏仁酶。水浸、受潮等环境下，苦杏仁苷被苦杏仁苷酶水解后产生氢氰酸。而氢氰酸既是止咳成分，也是中毒成分，大量氢氰酸可麻痹呼吸导致呼吸衰竭，甚至死亡。儿童食用生苦杏仁10~20粒、成人食用生苦杏仁40~60粒即有可能中毒死亡。临床应用苦杏仁需严格控制用量，且必须炮制，加热能很好地达到杀酶保苷进而减毒的目的。因苦杏仁口服后在胃肠道分解出氢氰酸，故口服毒性比静脉注射大。野生品苦杏仁苷含量更高，切忌食用。

杏仁被誉为“坚果之王”，它富含优质蛋白质、健康脂肪、维生素 E、B 族维生素、矿物质等多种营养成分。其中，维生素 E 是一种强效的抗氧化物质，有助于维护细胞膜的完整性，延缓衰老过程。此外，杏仁中的不饱和脂肪酸对心血管健康也具有积极作用。除了医学上的应用，杏仁在美容领域也展现出其独特的价值。杏仁油是一种常见的天然护肤品，富含的维生素 E 和抗氧化物质有助于滋润肌肤、淡化细纹、改善肤质。杏仁颗粒也常用于去角质产品中，能够温和地去除死皮，使肌肤更加细腻光滑。

现代医学认为，苦杏仁具有镇咳、祛痰、平喘、抗炎、增强免疫、抗消化性溃疡等作用，且苦杏仁苷具有抑制和杀死癌细胞等作用，供临床应用参考。

寓药于食，药食同源

山药不仅作为药材被用于中医临床治疗疾病，还作为一种食材被广泛食用，如山药汁、山药膏、桂花山药等。大家印象比较深的可能是生活中削山药皮时，其滑滑的黏液会让接触的皮肤奇痒无比，导致手痒的“真凶”可能是山药黏液中的尿囊素或皂苷，一般尿囊素遇高温会分解，如不慎沾到山药黏液，可将手适当靠近吹风机、炉灶热源旁烘烤，也可用热水、肥皂等清洗让尿囊素受热分解，以缓解瘙痒不适。

山药为薯蓣科植物薯蓣的块茎，传统认为河南古怀庆府所产者品质最佳，故有“怀山药”之称，是人类最早食用的药物之一，也是最具代表性的药食同源药。山药首载于《神农本草经》，甘平和缓，不燥不腻，既能补气，又能养阴，为培补中气最平和之品，具有益气养阴、补脾肺肾、涩精止带之效，用于脾虚食少、大便溏泻、肺虚咳喘、肾虚遗精、虚热消渴等病症，尤常用于小儿脾虚泄泻，唯药力

主

行氣

草之走

山藥 無毒

蔓生

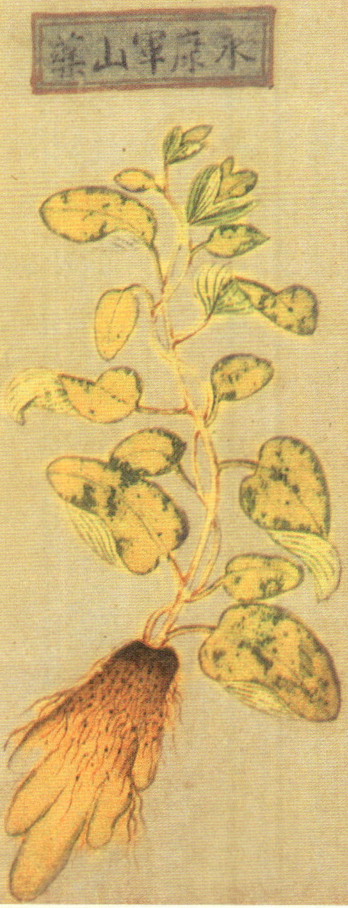

和缓，少量不易见功，多需大量应用。

近现代中国中医学界泰斗、中西医汇通学派的代表人物之一张锡纯遵循古训，穷本溯源，勇于探索，变通创新，治疗泄泻，方多不离山药，得心应手，效如桴鼓，救急拯危。山药色白入肺，味甘归脾，液浓益肾，有益气养阴、补脾肺肾之功。山药药性平和，补涩兼备，能滋阴又能利湿，能滑润又能收涩，为滋补药之上品。凡泄泻日久，多气阴两虚并湿邪留恋，山药气阴双补又分利去湿，尤为切用。夏秋之时，小儿贪凉饮冷易受湿邪，伤于脾胃而见泄泻，久则耗气伤阴而湿邪留滞，单用滋补脾胃或分利水湿皆为所忌，而山药补而不腻，补中有消，利小便、分清浊而实大便。

《医学衷中参西录》的几则山药医治腹泻医案虽不可复制，但足显其立方遣药，委以大任，运用之妙。“一妇人年三十许，泄泻数月不止，病势垂危，倩人送信于其父母。其父将往瞻视，询方于愚，言从前屡次延医治疗，百药不效。俾用生山药轧细，煮粥服之，日三次，两日痊愈，又服数日，身亦康健。”“一人年四十余，得温病十余日，外感之火已消十之八九。大便忽然滑下，喘息迫促，且有烦渴之意，其脉甚虚，两尺微按即无。急用生山药六两，煎汁两大碗，徐徐温饮下，以之当茶，饮完煎渣再饮，两日共用山药十八两，喘与烦渴皆愈，大便亦不滑泻。”“一妇人产后十数日，大喘大汗，身热劳嗽，医者用黄芪、熟地、白芍等药，汗出愈多。后愚诊视，脉甚虚弱，数至七至，审证论脉，似在不治。俾其急用生山药六两，煮汁徐徐饮之，饮完添水重煮，一昼夜所饮之水皆取于山药中，翌日又换山药六两，仍如此煮饮之，三日后诸病皆愈。”

现代研究发现，从山药块茎中分离的山药多糖，能降低血糖、促进体重恢复，且预防给药也能对抗血糖升高，其作用机制可能与促进胰岛素分泌、改善受损胰岛 β 细胞功能及清除过多自由基等有关；山药汁可显著降低糖尿病大鼠的血糖水平和糖化血红蛋白率，并使胰岛素分泌水平具有明显的恢复性升高。研究证实，山药可通过调控炎症、细胞凋亡、物质代谢等对 2 型糖尿病起到直接或间接治疗作用。

山药在医药、保健品和食品等诸多领域具有较好的开发潜力和应用前景，国内外学者广泛关注山药功能性成分提取分离和热点药理作用，山药在多领域、多行业中的应用前景广阔。

百草之王，起死回生

古往今来，世人最为珍贵的药物，莫过于人参。人参因其“起死回生、延年益寿”的神奇功效，被历代医家所推崇。人参使用历史悠久，《神农本草经》详细记载了人参“补五脏、安精神、定魂魄、止惊悸、除邪气、明目、开心、益智，久服轻身延年”的功效。

从形状上，人参可以分为地上的茎、叶、花、果实，地下的芦、艼、体、须。人参的芦头就像人的头，主根像人的躯干，艼仿佛人的手臂，支根就像人的腿，人参的叶与手掌相似，人参果实外形如同人的肾脏。因此，《本草纲目》说：“根如人形有神，故谓之人参。”

人参生于深山老林，在这漫长的生长周期中，不断汲取天地灵气和日月精华，年份越久，功效越

潞州人参

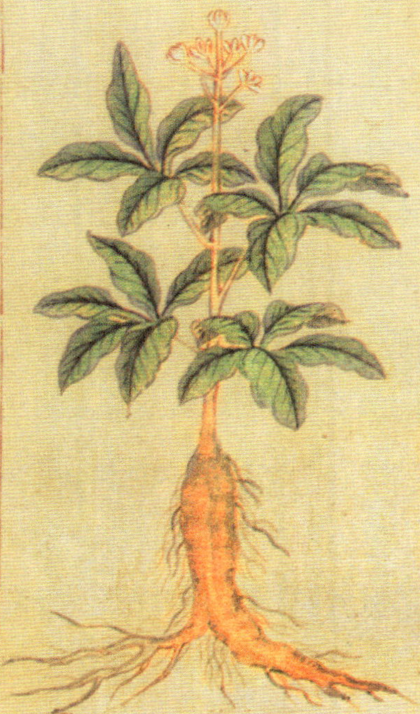

酒醉不醒

草之草

人參 無毒

植生

好，因此又有“土精”“地精”这样的别名。

人参最早生长在山西，称为上党人参，一直到明代山西还在采挖人参，《本草纲目》里说，当地的老百姓把人参作为一种严重的负担。因为他们每年要挖非常多的人参上贡给朝廷，如果上贡的数量不够，就要受处罚，导致老百姓苦不堪言。后来由于植被的破坏和过度采挖，这个地方的人参资源逐渐枯竭。现在，人参主产于中国东北和朝鲜半岛。

按生长环境，人参可以分为野山参、林下参、移山参、园参。野山参是指在原始的深山密林中自然分布、自然繁衍、自然生长多年的人参。林下参是最接近野山参的种类，是人为把种子撒播到自然环境里，任其自然生长，不干预，十余年后收取的人参。移山参指将幼小的野山参移植于田间或将幼小的园参移植于山野而生长的人参。园参即人工种植而成的人参。

按炮制方法不同，人参可以分为生晒参、红参、白糖参。生晒参即新鲜人参洗刷干净后晒一天，再烘干而成。红参是将园参修剪洗刷，蒸 2~3 小时，至参根呈黄色，皮呈半透明状再烘干或晒干而成。

白糖参即用糖汁浸透的人参。

在古代，人参是“贡品级别”的存在，是帝王、太后的长寿驻颜秘诀。但人参能有如此高的地位，靠的不仅仅是帝王的喜爱，无论是古代的《神农本草经》《本草纲目》等中医古籍，还是现代科学研究，都印证了人参的治病、养生功效，可见人参能“走红”千百年，靠的不是名气，更是实力！

“百草之王”是对人参的高度赞誉。人参俗称“吊命参”，古时常以一味“独参汤”挽救命悬一线的病人。人参最重要的作用在于“补气”。古人用“气”来类比组成世界万物的本源。气的作用有很多，包括温煦身体、推动体内各物质的运行、固摄体内的津液血液等精微物质、防御外邪等。人参是补气之最，补气最快，补气最全。

人参首先大补元气。能补气的药物有很多，比如党参、黄芪、白术、甘草等，但要说大补元气，首选人参。元气是我们身体最根本、最重要的气。人参大补元气，可以用来救命。比如由于短时间大汗、大出血或者久病重病，患者会出现脉搏微弱、奄奄一息，这是因为他们的元气已经极度虚脱了。

古代有经验的中医大夫，会用大剂量的人参，煮上一碗独参汤，顿服，就可使人起死回生。

人参不仅能补元气，还能补五脏六腑全身之气，包括脾气、肺气、心气、肾气。补脾气可以治疗食少、腹胀、便溏；补肺气可以治疗气短汗多、声低懒言；补心气可以治疗心悸胸闷、失眠健忘；补肾气可以治疗虚喘、精亏。

人参，从神话中走出来的滋补药，主要功效有大补元气，复脉固脱，补脾益肺，生津养血，安神益智。随着生活水平提高和保健意识的增强，很多人都会选择吃一点儿补益的药物来养生和治疗疾病，人参就成为其中的首选。但人参服用也是需要辨证的，是不能随便吃的。

很多人发现，吃人参会“上火”，出现流鼻血、口干舌燥、夜不能寐、口舌生疮、咽喉干痛等症状。究其原因，多数是因为“吃太多了”。“气有余便是火”，很多人觉得人参能滋补就胡吃海塞，殊不知它作为大补之物，摄入量过大，就会出现不适反应，其实都是滥用滥补的结果。所以古人又有“人参杀人无过、大黄救人无功”的说法。因此我们在服用补益药物时，一定要根据自身情况，谨慎合理使用。

车辙小草，通淋止泻

车前草是很常见的一味中药，生长于田野路边，尤其爱长在道旁和牛马足迹中，故有当道、车轱辘菜、车轮菜之称。它叶片肥厚，嫩时匍匐于地，《本草图经》言其“叶布地如匙面”，渐大后直愣愣竖起来，像极了猪耳，因此又叫“猪耳菜”。此外，车前草的别名还有虾蟆衣、牛舌草等。

古诗词中也有车前的身影，《诗经·周南·芣苢》一篇中“芣苢”指的便是车前。“采采芣苢，薄言采之。采采芣苢，薄言有之。采采芣苢，薄言掇之。采采芣苢，薄言捋之。采采芣苢，薄言袺之。采采芣苢，薄言襭之”描绘的便是采摘车前的情景。

关于“车前”一名的由来，有说与大禹治水有关，也有说是霍去病命名的，原因大都是工人和士兵们患上小便淋沥、尿血、面腹水肿等病，而战马无恙，细察后得知，马儿啃食了一种草，士兵服后病愈，

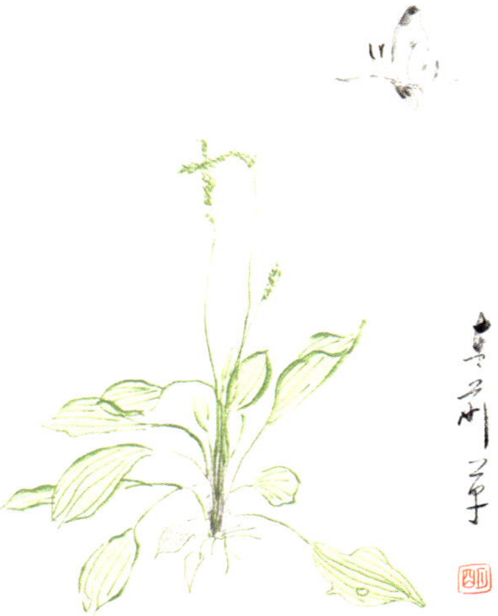

因该草生长于马车前，遂名为“车前草”。车前草春初生苗，入夏后长出鼠尾样的花序，开小白花，结黑赤细子。

车前最早出自《神农本草经》，被列为上品，说它能治疗小便疼痛，还可以除湿，久服轻身耐老。《本草纲目》记载，它能治尿血，明目，利小便，现代常用于治疗水肿胀满，热淋涩痛，暑湿泄泻，目赤肿痛，痰热咳嗽等病症。

车前子的止泻功效，要数它治愈欧阳修的故事最为出名。《苏沈良方》记载，大文豪欧阳修曾患比较严重的急性腹泻，主要症状是水样便、少尿。虽经多位名医诊治，服了很多药，但一直没见效。因水泻病，欧阳修只能告病在家休息，他的夫人薛氏看在眼里，急在心里。一日薛氏上街，见一铃医吆喝：“腹泻神药，三文一贴，米汤送服，一次起效。”于是她便买回一剂给欧阳修服用。服药之后，欧阳修的大小便逐渐恢复正常。欧阳修询问是何药物时，铃医说："我这帖药就只用一味药——车前子，研成粉，用米汤送服。车前子这味药能通利水道，但又不伤正气，水道通利，小便自然会通畅，水液代谢正常后，肠中没有过多的水液，大便则能成形，水泻病药到病除。"因此，车前子成为治疗小便不利、大便水泻的要药。

关于车前子明目的作用，也有记载。唐代诗人张籍患眼病，他的友人韦使君特地从三千余里之外的开州给他寄来当地中午采集的车前子，张籍听郎中说，这种车前子治疗眼病最神效，他深受感动，便作诗致谢。张籍在题为《答开州韦使君寄车前子》诗中饱含深情地写道："开州午日车前子，作药人皆道有神。惭愧使君怜病眼，三千余里寄闲人。"留下了一段杏林佳话。

车前子在全国各地均有分布，多生长于山野、路旁、沟旁及河边，是很常见的小草，但也正是这样一味不起眼的中药，救治了很多人和牲畜的疾病。需要注意的是，在应用车前子时应当注意这味药物的煎法，因车前子性质沉降，需要用纱布包煎，以免药物在煎煮时沉淀、黏滞锅底。

良药苦口，病酒仙药

俗语中常有“哑巴吃黄连，有苦不能言”“最苦不过黄连水，最毒不过蝎子尾”等说法，从不同角度表明黄连之苦，言苦也多以黄连为喻。然而，黄连治病离不开它的“苦”。

“良药苦口利于病。”口感如此之差的黄连可以说是苦的明明白白，但苦味恰恰也是其治病的基础所在。黄连为毛茛科植物黄连、三角叶黄连或云连的根茎，分别称为“味连”“雅连”“云连”。黄连味苦、性寒，具有清热燥湿、泻火解毒之效，临床主要用于湿热痞满、呕吐吞酸，泻痢、黄疸，高热神昏、心火亢盛、心烦不寐、心悸不宁、血热吐衄，目赤、牙痛、消渴，痈肿疔疮，外治湿疹、湿疮、耳道流脓等。

大家都知道黄连能治疗腹泻，尤其是黄连素片（主要成分是小檗碱，亦称黄连素，是从中药黄连中分离的一种生物碱）治疗腹泻效果明显，但也有患者服用黄连反而出现腹泻等消化系统不适症状。

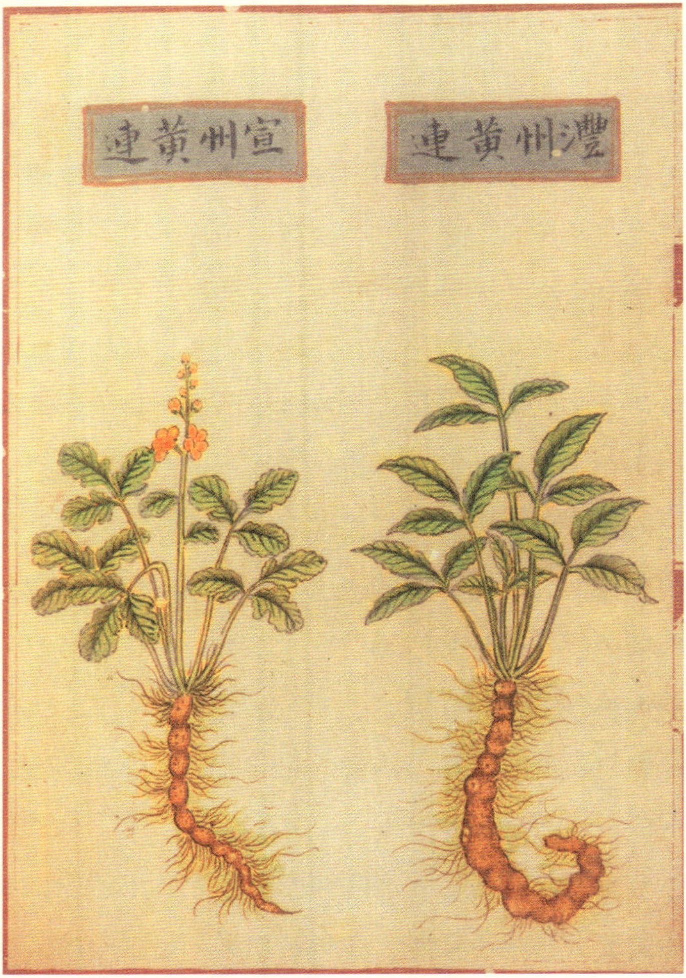
澧州黄連
宣州黄連

黄连治疗腹泻和导致腹泻表面看好像是矛盾的，实际上这恰恰是中医药治病“同病异治”的典型体现，即相同的病，原因不同其治疗方法和用药也有差别。黄连味苦燥湿、性寒泻火，善祛脾胃大肠湿热，为治泻痢要药，治的是湿热，泻痢缓解是必然。黄连是大苦大寒之品，过服久服易伤脾胃，脾胃虚寒者忌用，主要原因是容易导致或加重腹泻等消化系统不良反应，出现腹泻也就理所当然。同样是黄连，“治病”是它，“致病”也是它。好似“成也萧何，败也萧何”。

《本草经疏》言“黄连为病酒之仙药”，酒为湿热之品，长期大量且无节制饮酒者，体质偏湿偏热，易见困倦乏力、大便黏腻不爽、舌苔厚腻等症状，除戒酒限酒之外，服用黄连能祛除其湿热之邪，缓解其湿困之症，故为“病酒仙药”。而生活中遇到烦心、紧张、焦虑的事情，出现口舌生疮、牙龈肿痛等“上火”症状，我们常选择黄连等药物治疗心情烦躁的上火，主要因为黄连苦寒直折火势，归心经而清心火、泻火热，使火热之邪从下而解。

这几年应用黄连及其相关中药治疗糖尿病也算

是热点问题，其中有“以苦制甜”等观点，实际黄连治疗糖尿病中医早有记载，《名医别录》云“黄连止消渴”。糖尿病归属中医“消渴”范畴，高热量饮食为导致本病的主要因素。过剩的热量积聚在机体便内生湿热邪气，导致糖尿病发生，黄连苦寒清热燥湿，以祛除因饮食不节所滞之邪。仝小林院士研究团队对黄连治疗糖尿病进行了长期探索与实践，证明黄连确为降低血糖之良药，其他学者研究也表明黄连除对部分细菌、病毒等有抑制和强心、抗心律失常等作用外，其有效成分小檗碱、黄连多糖、生物碱等均有降低血糖的作用。

后记

POSTSCRIPT

从书的编撰出版，得到了山东省委宣传部、山东省卫生健康委员会（山东省中医药管理局）的大力支持。省委常委、宣传部部长白玉刚对本书高度重视，提出明确要求。省卫生健康委党组书记、主任，省中医药管理局局长马立新统筹指导本书编写工作。省委宣传部副部长魏长民、张同海，省卫生健康委副主任、省中医药管理局副局长李明具体组织本书编写工作。

从书的编写团队有张立祥、王振国、宋咏梅、刘更生、王春燕、王加锋、毕鸿雁、张永臣、张蕾、阎兆君、戴霞，编写大纲经专家与编辑反复讨论而成，力求突出中医文化特色、贴近大众、通俗易懂。成书期间，还借鉴吸收了有关部门和专家学者的相关研究成果，王超业、李传播、陈高潮、刘倩等同志做了大量统筹协调工作，在此一并表示感谢。

由于时间仓促、水平有限，如有不足之处，敬请批评指正。

编写组

2024 年 12 月